LINGUAGEM ESCRITA
Referenciais para a clínica fonoaudiológica

Dados Internacionais de Catalogação na Publicação (CIP)
(Câmara Brasileira do Livro, SP, Brasil)

Linguagem escrita: referenciais para a clínica fonoaudiológica / Ana Paula Berberian, Giselle de Athayde Massi, Ana Cristina Guarinello, organizadoras. – São Paulo: Plexus Editora, 2003.

Vários autores.
Bibliografia.
ISBN 85-85689-70-6

1. Análise do discurso 2. Comunicação escrita 3. Escrita 4. Fonoaudiologia 5. Leitura – Dificuldades 6. Psicolingüística I. Berberian, Ana Paula. II. Massi, Giselle de Athayde. III. Guarinello, Ana Cristina. IV. Título: referenciais para a clínica fonoaudiológica

02-5609 CDD-616.853

Índice para catálogo sistemático:

1. Linguagem escrita: Aquisição: Abordagens clínicas: Fonoaudiologia 616.853

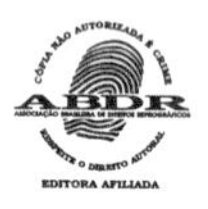

LINGUAGEM ESCRITA

Referenciais para a clínica fonoaudiológica

Ana Paula Berberian
Giselle de Athayde Massi
Ana Cristina Guarinello
Organizadoras

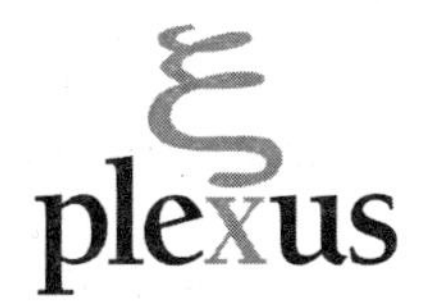

LINGUAGEM ESCRITA
REFERENCIAIS PARA A CLÍNICA FONOAUDIOLÓGICA

Capa: **Lia Assumpção**
Editoração: **All Print**

Plexus Editora
Departamento editorial:
Rua Itapicuru, 613 – 7º andar
05006-000 – São Paulo – SP
Fone: (11) 3862-3530
Fax: (11) 3872-7476
e-mail: plexus@plexus.com.br

Atendimento ao consumidor:
Summus Editorial
Fone: (11) 3865-9890

Vendas por atacado:
Fone: (11) 3873-8638
Fax: (11) 3873-7085
e-mail: vendas@summus.com.br

Impresso no Brasil

Sumário

Prefácio

Fundamentados a partir de diferentes abordagens teóricas, um número significativo de estudos e pesquisas vem sendo realizado, em geral, por educadores e lingüistas, que tomam como objeto de estudo aspectos relativos à aquisição da linguagem escrita, ao aprendizado da comunicação gráfica, à alfabetização ou, ainda, ao aprendizado da língua portuguesa. Se, polêmicas, oposições e debates calorosos têm marcado tais produções, quando o assunto refere-se aos chamados distúrbios de leitura e escrita, encontramos um número restrito de trabalhos os quais, de forma geral, apresentam uma visão relativamente consensual. Escritos em geral por profissionais identificados como do campo da saúde, tais estudos tendem a situar e explicar problemas relativos à leitura e à escrita a partir de um viés organicista e cognitivista. Listas de pré-requisitos e noções básicas, ou seja, de aspectos referentes ao sistema neurológico, às percepções – auditiva e visual –, ao comportamento motor, aparecem no centro de suas explicações e argumentações. As dificuldades de leitura e escrita (que poderiam ser entendidas como manifestações próprias do processo de aquisição ou como condições inadequadas em que se realizam), são em geral atribuídas a falhas individuais resultantes de disfunções orgânicas – ou, com pretensões de extrapolar a esfera do individual, decorrentes de deficiências familiares e/ou culturais. Infelizmente, podemos assistir como aparecem, de uma forma preconceituosa e discriminatória, diferentes tipos de distúrbios de escrita, descritos na literatura, oferecendo elementos para que crianças, adolescentes e adultos possam ser diagnosticados como portadores de distúrbios de leitura e escrita. Classificações como dislexias, disgrafias e disortografias estão de forma recorrente nessa literatura, definidas a partir de causas e sintomas que, surpreendentemente, se alternam, quando não em obras de autorias diferentes, no mesmo texto. É comum a dislexia, a disfunção cerebral mínima, a hiperatividade e os problemas de coordenação motora aparecerem ora como classificação, ora como sintoma, ora como causa de distúrbios da leitura e escrita. Da mesma forma, problemas de discriminação auditiva; trocas, omissões, inversões de letras; problemas de sintaxe, entre outras manifestações, são identificadas simultaneamente, como sinais característicos, pelo menos, das classificações acima mencionadas.

Desvelada a aura de cientificidade que encobre tais estudos, as análises veiculadas constroem um imaginário que, de forma consensual, faz crer que os problemas dos chamados portadores de distúrbios de leitura e escrita se situam e se justificam por um mau funcionamento do ouvido, do olho, ou da mão.

Mediante tal quadro, e motivado por inquietações e indignações diante do mesmo, um grupo de pesquisadores do Curso de Graduação em Fonoaudiologia e do Mestrado em Distúrbios da Comunicação da Universidade Tuiuti do Paraná, bem como da comunidade científica, vem participando, desde 1999, do Núcleo de Trabalho: Fonoaudiologia e Linguagem Escrita. Coordenado pelas Professoras Ana Paula Berberian, Giselle de Athayde Massi e Ana Cristina Guarinello*, as atividades de tal Núcleo estão centradas na realização de pesquisas, bem como na produção bibliográfica e técnica em torno dessa temática.

---

* Compondo atualmente esse Núcleo de Trabalho, além das coordenadoras, temos: Maria Regina Franke Serrato, Alexandra Pellanda, Kyrlian B. Bortolozzi, Valéria F.H. Kutianski, Bárbara Rejane Belnoski, Angela Biscouto, Regina Gabardo e Simone Farinha.

A idéia da organização deste livro surgiu do desejo de criar um espaço para a veiculação de pesquisas que vêm sendo formuladas por fonoaudiólogos envolvidos nesse Núcleo, assim como por fonoaudiólogos e lingüistas de outras Instituições: da Pontifícia Universidade Católica de São Paulo, da Universidade do Sul de Santa Catarina, da Universidade Estadual de Campinas que têm assumido o compromisso de refletir acerca dessa temática, com filiações teóricas que denunciem, direta ou indiretamente, formas preconceituosas e discriminatórias de abordar os chamados distúrbios de leitura e escrita. Enfim, tal iniciativa nasceu do desejo de agrupar trabalhos de pesquisadores que, ao assumirem o desafio de abdicar das certezas, dos reducionismos e das respostas definitivas – simulacros produzidos por alguns círculos científicos –, se curvam perplexos diante de fatos irredutíveis, complexos e singulares que caracterizam os processos e as manifestações próprias da linguagem escrita.

É com bastante satisfação que conseguimos reunir um conjunto de reflexões que, para além das contribuições acadêmicas, oferecem suporte teórico-prático para profissionais que pretendem, a partir de uma concepção da linguagem escrita como constitutiva dos sujeitos e das formas de organização social, orientar suas ações clínicas e/ou educacionais voltadas ao domínio da leitura e da escrita de ouvintes e surdos.

Com o livro que aqui trazemos a público, pretendemos provocar e instigar discussões e análises para que, em textos como o reproduzido a seguir, sejam identificadas, no lugar de falhas, erros e sinais de distúrbios, não só manifestações do conhecimento construído mas marcas de humanidade.

A bruxinha que queria ser fada

(Poema de Fernando, aluno da 4ª série da Rede Estadual de Ensino do Paraná, em 2001)

Eu imaginei
um palco em
Holiholde.

Mas enfeslimente
era um palco
de favela em
um bairo pobre.

Eu Imaginava pessoas
me pedindo altografo,
na entrada do hotel.

Mas era a entrada
do canavial, e quem
me pedia o nome era
o capataz.

Meu sonho e ser Atriz,
e fazer papel de fada,
e ainda vou conseguir,
de bruxa para fada.

Ana Paula Berberian
Professora-doutora da
Universidade Tuiuti do Paraná

1

Princípios norteadores da avaliação clínica fonoaudiológica de crianças consideradas portadoras de distúrbios de leitura e escrita

ANA PAULA BERBERIAN

Estudos, relatos de pesquisa, artigos científicos e opiniões do senso comum apontam dificuldades, por parte da população brasileira, com relação ao aprendizado e domínio da linguagem escrita, revelando que indivíduos dos mais variados grupos sociais e, portanto, com experiências pessoais, culturais e educacionais distintas, estabelecem uma relação negativa e inadequada com essa modalidade de linguagem. Somados ao alto índice de analfabetismo, que, segundo dados do IBGE, correspondem a 15 milhões de brasileiros, encontram-se, ainda, 45 milhões considerados analfabetos funcionais ou alfabetizados tecnicamente. Considera-se que esse último grupo é composto por indivíduos que sabem codificar e decodificar a escrita, porém não compreendem o que lêem nem o que escrevem, ou seja, apresentam dificuldades em interpretar o texto e significar por meio da linguagem escrita.

Reforçando o quadro deficitário de grande parte da população diante da escrita, acompanhamos, atualmente, um aumento crescente no encaminhamento de crianças com problemas de leitura e escrita para atendimento clínico fonoaudiológico. Esses encaminhamentos são realizados, especialmente, por educadores, que, de um modo geral, identificam as dificuldades relativas à linguagem escrita como uma das principais causas do fracasso escolar.

Entendemos que essa prática deve-se, em parte, à falta de informações e conhecimentos por parte de educadores acerca das singularidades que fazem parte da aquisição da leitura e escrita, bem como das atividades de elaboração e reelaboração de hipóteses subjacentes a esse processo. Evidenciando essa falta de conhecimentos que resulta em avaliações e encaminhamentos equivocados, Keiralla ressalta que muitas crianças consideradas portadoras de distúrbios de leitura e escrita são, assim, rotuladas em função de pré-diagnósticos, embasados no senso comum. Da mesma forma, Abaurre chama atenção para o fato de que muitas das crianças encaminhadas a tratamentos especializados "recebem o diagnóstico de disléxicas por apresentarem uma escrita onde aparecem claramente hipóteses elaboradas" (1987, p. 195), com base em seu conhecimento e na ação que operam sobre a linguagem. Para as autoras, tais hipóteses, em vez de interpretadas como parte do processo de aquisição da escrita, são, em geral, avaliadas como sinais de comportamentos patológicos.

Identificamos, subsidiando essas avaliações equivocadas, uma visão simplista e reducionista não só do fracasso lingüístico, mas, sobretudo, do fracasso escolar e social, uma vez que estes são atribuídos a inaptidões cognitivas, orgânicas, perceptuais, motoras, enfim, a distúrbios e/ou deficiências inerentes aos indivíduos. Enfim, formas de escrita vêm sendo diagnosticadas como patológicas, especialmente pelas áreas fonoaudiológica[1] e educacional, sem considerar que nas manifestações lingüísticas estão expressos valores, hábitos, comportamentos, enfim, modos de vida de diferentes grupos sociais geradores de experiências, contatos e conhecimentos diversos acerca da linguagem escrita.

---

1. Deparamos com uma escassez de estudos produzidos na área fonoaudiológica que tratem da linguagem escrita. Cabe ressaltar que as terminologias distúrbios de aprendizagem, distúrbios de leitura e escrita, dislexia, distúrbios de comunicação escrita ou gráfica aparecem, em alguns trabalhos, como equivalentes.

Discutindo procedimentos clínicos e educacionais compatíveis com essa abordagem, Cunha afirma que a linguagem oral e a escrita, uma vez entendidas como sistemas estáveis, fixos e prontos, são avaliadas e tratadas em:

> [...] testes e provas de Avaliação de Linguagem, que consistem em tarefas lingüísticas descontextualizadas e predominantemente metalingüísticas, nas quais o déficit é privilegiado como única instância de uma análise essencialmente descritiva. Por extensão, os programas terapêuticos assim subsidiados objetivam a redução/eliminação desses déficits, através de "exercícios" de normatização da língua. São exemplos desses procedimentos: repetição (de fonemas, sílabas, palavras, frases, parágrafos), nomeação e identificação de objetos, formação de palavras e frases a partir de unidades constituintes, descrição de figuras, compreensão e/ou complementação de frases com complexidade estrutural crescente, treino do uso de regras morfológicas e sintáticas, estabelecimento de relações semânticas etc. Dependendo do caso, observa-se também a utilização de tarefas de leitura/escrita associadas a esses procedimentos, a saber: leitura oral, silenciosa (seguida de questões de compreensão), cópias, ditados, produção de textos etc., como um recurso para a avaliação do código gráfico ou para o aprimoramento da oralidade. (Cunha, 1997, p. 21)

De acordo com essa tendência, o aprendizado da leitura e escrita tem sido focalizado por grupos de fonoaudiólogos e educadores do ponto de vista maturacional, pelo qual a prontidão para tal aprendizado consiste em uma série de habilidades específicas e suscetíveis de mensuração, associadas à integridade dos órgãos sensoriais (audição e visão) e do sistema nervoso central. Partindo desse princípio, são correlacionados níveis de leitura e escrita a fatores como: esquema corporal, percepção e discriminação auditivas, articulação da fala, coordenação visuomotora, orientação espacial e temporal, lateralização, quociente de inteligência.

Com base nesse princípio, métodos de alfabetização são formulados, dentre os quais ressaltamos o fonético, pois, além de utilizado por um número significativo de escolas brasileiras, vem influenciando de forma decisiva procedimentos fonoaudiológicos voltados ao tratamento dos distúrbios de leitura e escrita. Tal método pressupõe que para aprender a escrever o sujeito deve ser capaz de isolar e reconhecer auditivamente as unidades sonoras para, num segundo momento, relacioná-las às unidades escritas. Em função de a ênfase nessa abordagem estar posta na correspondência entre sons e letras, a discriminação auditiva e a articulação correta passam a ser tratadas como pré-requisito para o aprendizado da leitura/escrita. Por extensão, distúrbios que afetem essa modalidade de linguagem vêm sendo atribuídos a alterações na articulação ou recepção dos sons da fala.

A noção de que a correção e o aperfeiçoamento da pronúncia são formas de evitar e/ou tratar dificuldades na aprendizagem da escrita explica por que grande parte da população encaminhada para tratamento fonoaudiológico encontra-se, no contexto escolar, em fase de alfabetização, ou seja, justifica por que esse período é considerado, por grupos de educadores, o tempo-limite para aceitação de problemas e/ou desvios articulatórios.

Partindo desse pressuposto, identificamos uma crescente preocupação da comunidade científica e clínica com o desenvolvimento de pesquisas que dêem subsídios para a elaboração de programas de treinamento e estimulação das habilidades metafonológicas.

Fruto dessas preocupações, podemos citar a elaboração do método multissensorial que, formulado em parceria entre profissionais das áreas fonoaudiológica e educacional, para atender crianças "atípicas" – insertas em classes especializadas e no tratamento fonoaudiológico –, propõe a estimulação das habilidades fonovisuoarticulatórias. Visando à reabilitação de distúrbios articulatórios e de escrita, à superação do fracasso escolar e, por fim, "à integração do incapacitado em seu seio", tal metodologia adota como recurso principal de aprendizagem a utilização de "vários *inputs* neuropsicológicos". Dentre esses, são propostos exercícios com base nos quais "a cada grafema foram associados os padrões articulatórios" utilizando fotos de "boquinhas" que reproduzem movimentos correspondentes à articulação; bem como atividades do "traçado espacial do grafema, com os dedos, no ar, e o padrão tátil cinestésico". Tais técnicas, segundo suas idealizadoras, Jardini e Vergara, procuram capacitar a criança a "ditar sem som, ler sem ver, escrever sem lápis, aproveitando os padrões articulatórios induzidos multissensorialmente (1997, p. 32). As autoras concluem afirmando que, como resultado da aplicação dessas técnicas, a leitura e a escrita devem "aparecer e melhorar":

> A leitura seria a finalização e conseqüência dos conceitos internalizados, sendo a escrita vista como um instrumento para esse aprendizado, assim como a fonética ou a leitura orofacial, partindo de unidades simples de expressão, como as vogais, até chegar na produção de textos, interpretações e no uso da gramática. Desta forma, a análise dos pontos articulatórios, sonoridades, número e divisão de sílabas, letras e palavras, têm favorecido a retenção e o uso significativo do novo código aprendido. (1997, p. 34)

Tendo como referência esses conceitos, citamos ainda o exame de linguagem, denominado Tipiti, elaborado por Braz e Pellicciotti em 1988 e utilizado até os dias atuais por grupos de fonoaudiólogos, com o objetivo de detectar dificuldades de nomeação, compreensão e de estabelecer uma triagem do léxico da criança. O exame propõe provas complementares para avaliar as noções básicas, consideradas pré-requisitos para o desenvolvimento da comunicação oral e escrita. Dessa forma, o Tipiti foi estruturado com base em:

> [...] provas específicas para as áreas de emissão ao nível fonético e fonológico de percepção auditiva e visual o que, em alguns casos, permite a verificação dos processos subjacentes à presença de desvios na comunicação oral e escrita. (Braz e Pellicciotti, 1988, p. 11)

Tais provas partem do ponto de vista de que habilidades relacionadas à "prontidão" para a aprendizagem da leitura e escrita devem estar íntegras. Questionando tal posição, concordamos com Dauden e Mori, ao analisarem que o equívoco dessa abordagem deve-se à ênfase:

> [...] dada à maturidade dos aspectos neurofisiológicos, ao ato motor de escrever, bem como à integridade dos sistemas visual e auditivo. A visão e a percepção da forma dos símbolos visuais são avaliadas e treinadas através de atividades de cópia, enquanto a percepção e a discriminação auditivas o são através do ditado. (1997, p. 50)

De acordo com as autoras, acreditamos ser necessária uma reflexão acerca das abordagens que concebem a aprendizagem da leitura como resultante de estímulos perceptivos e respostas gráficas. Embasadas em teorias associacionistas, reproduzem a idéia de que inicialmente tal aprendizagem se dá pelo domínio de uma técnica para, posteriormente, aparecerem, de forma instantânea, as capacidades de decifração e de elaboração significativa do texto escrito.

Procedimentos formulados para avaliação da escrita e leitura, como aponta o exame Tipiti, estão assentados em programas escolares que concebem o aprendizado da escrita pela apreensão de habilidades consideradas mais simples, para as mais complexas, ou seja: estimulação das áreas perceptivas e motoras ligadas à recepção e/ou emissão do código escrito, técnicas de codificação e decifração do código escrito e, por último, domínio das regras gramaticais. Seguindo essa seqüência, nesse exame, após a avaliação das noções básicas, as provas específicas para a comunicação gráfica estão ordenadas da seguinte maneira: leitura oral, leitura silenciosa, formação de palavras, ordenação de vocabulários em sentenças, complementação de sentenças, formação de sentenças, seqüencialização de sentenças e parágrafos, combinação de sentenças, cópia, ditado e redação.

Acreditar que o domínio da escrita se conclui no momento em que o aprendiz passa a conhecer as regras gramaticais significa supor que neste processo linear e natural ocorrem saltos, que vão do domínio do mecanismo de discriminação dos sons e da articulação correta para a associação de sons e grafemas e, por último, para a elaboração e interpretação de textos nos padrões da norma culta.

Dessa perspectiva, a natureza da relação educacional e/ou terapêutica que se constrói parte de uma oposição entre paciente e terapeuta, aprendiz e professor inviabilizando negociações e reciprocidades, as quais só podem se efetivar por meio de práticas de linguagem que possibilitem significações, interpretações, diversidades e ambigüidades.

Levy expõe, de forma precisa, o que significa para a fonoaudiologia e para a educação romper com uma concepção de linguagem escrita que prioriza o conhecimento da gramática como ponto de chegada, ou seja, implica aceitar que:

> [...] a metalinguagem não é a linguagem e que o exercício da primeira não leva necessariamente ao bom uso da segunda. É supor que além das regras há os valores sociais atribuídos a elas. É acreditar que o que se diz (o que se deixa de dizer) não é dito (ou silenciado) por acaso. É crer que a situação em que se está é constitutiva da linguagem que se usa. (1993, p. 11)

A descontextualização da linguagem, de seus usos, de suas representações e seus significados sociais pressupõe uma visão que, ao abstrair a realidade em que a escrita se realiza, elimina o fato de que o que está em jogo no aprendizado da escrita é a qualidade das relações que a criança estabelece com seus interlocutores e com a linguagem escrita.

Uma mudança nesse paradigma significa o enfrentamento e o compromisso com as seguintes questões: Quem escreve na sociedade em que vivemos? Quais são os usos sociais da leitura e escrita? Quais são as possibilidades de acesso à produção e ao domínio da escrita e leitura? Quais são os critérios culturais, políticos e educacionais que participam da classificação dos distúrbios de leitura e escrita?

Martinez e col., a exemplo de outros fonoaudiólogos que se abstêm de tais questionamentos, acabam por enfatizar, na avaliação dos distúrbios de leitura e escrita, o que falta à criança e ao seu meio social de origem. Nesse sentido, atribuem a alta incidência dos distúrbios articulatórios e suas implicações negativas para a alfabetização de crianças "à pouca consciência dos pais". As autoras identificam na "ignorância dos pais", nas suas "alterações de fala e vocabulário pobre" a principal causa pelo encaminhamento de crianças em "idade considerada avançada" para atendimento fonoaudiológico.

Com base numa visão hierárquica e discriminatória dos níveis socioeconômicos e dos padrões culturais, diferenças sociais e lingüísticas aparecem equacionadas mediante uma lógica excludente e naturalizante: pessoas de nível socioeconômico baixo produzem culturas e linguagens pobres, inferiores e desviantes do padrão correto.

Podemos notar que dificuldades e distúrbios de linguagem oral e escrita não atingem exclusivamente indivíduos "carentes" ou provenientes das classes sociais consideradas baixas. Parcela de indivíduos insertos no sistema de ensino particular – que de uma forma geral não estão sujeitos às carências decorrentes da condição de pobreza – também é considerada alfabetizada tecnicamente. Isto é, são capazes de codificar e decodificar o sistema lingüístico, porém não compreendem o que lêem, tampouco posicionam-se ou expressam-se por meio da escrita.

Essa realidade, que envolve um número significativo da população dita alfabetizada, está associada à resistência e ao desprazer na relação com a linguagem escrita. Poucas são as pessoas que, tendo passado pela escola, de fato fazem usos significativos da escrita e da leitura. Organizadas com base em uma rotina exaustiva de atividades propostas por métodos e manuais pedagógicos, as escolas brasileiras, tradicionalmente, geram a estruturação de uma experiência de fracasso, cujos efeitos foram apreendidos no contexto da clínica fonoaudiológica por Dauden e Mori:

> É fato asseverado que as crianças, quando chegam à clínica fonoaudiológica em função de dificuldades com a linguagem escrita, já estabeleceram uma certa forma de operar e de se relacionar com este objeto, a qual deve ser compreendida pelo fonoaudiólogo. O desinteresse pelas atividades de leitura e escrita, o desconhecimento acerca de suas funções, as frustrações e inseguranças geradas, freqüentemente, pelos erros que a criança comete enquanto leitor e escritor constituem, majoritariamente, o quadro com o qual o fonoaudiólogo se depara. (1997, p. 53)

Se, para além da clínica fonoaudiológica, deparamos cotidianamente, nos mais diversos contextos sociais, com pessoas que podem compor esse quadro, o mito de que existem brasileiros com capacidade e possibilidade de dominar a escrita, e de outros que não a dominam, vem sendo retratado historicamente como uma questão de ordem moral e/ou de competência inerente ao indivíduo ou à sua classe social. Mais do que oferecer elementos que nos permitam avançar no entendimento dos aspectos envolvidos com uma problemática de dimensões nacionais, tal perspectiva tem servido para explicar as desigualdades e as exclusões sociais como inevitáveis e inerentes ao fracasso lingüístico.

Estudos que discutem questões relativas à linguagem e às formas de organização da sociedade brasileira nos permitem compreender como a escrita vem sendo utilizada como elemento de discriminação social, desde as primeiras décadas do século XX. Nessa direção, podemos apreender que se, nesse período, a "ignorância" do brasileiro diante da língua escrita evidenciava mostras de impatriotismo e desafeto pelo idioma nacional, desde o momento em que as discussões da língua nacional passaram a ser encaminhadas no âmbito da técnica e da ciência, a falta de domínio da escrita passou a ser identificada como sinais de incompetências, faltas e/ou distúrbios individuais.

Como resultado, assistimos às tentativas de introjetar a idéia de que se o indivíduo não é capaz ou não tem aptidão (quer seja por falhas cognitivas, orgânicas, lingüísticas, sociais, culturais) para o domínio da escrita, este se encontra destituído não só de uma língua e de uma cultura, mas sobretudo do saber que lhe possibilitaria compreender e intervir na realidade. Bagno e Gnerre discutem implicações e desdobramentos de como diferentes formas de preconceito lingüístico, que participam da representação de mau falante e escritor, afetam o imaginário e as práticas de linguagem que atingem parcela significativa da população brasileira.

Diante desse quadro, consideramos um desafio para a área fonoaudiológica o desenvolvimento de estudos que: analisem abordagens fonoaudiológicas relativas aos chamados distúrbios de leitura e escrita; analisem criticamente os critérios e as concepções que sustentam a avaliação clínica dos distúrbios de leitura e escrita; analisem as diferentes dimensões – orgânicas, lingüísticas, culturais e educacionais – que participam do processo de aquisição da leitura e escrita. Dessa forma, neste trabalho pretendemos apresentar princípios norteadores de uma proposta de avaliação fonoaudiológica de crianças consideradas portadoras de distúrbios de leitura e escrita, abordando aspectos formais e convencionais, bem como referentes à elaboração do texto.[2]

Fundamentação teórica

Tendo em vista os objetivos deste trabalho, será fundamental, inicialmente, que se faça uma abordagem da concepção de linguagem e de questões envolvidas com a aquisição da sua modalidade escrita, que orientaram nossa proposta de avaliação. Enfim, será fundamental que se façam considerações acerca do quadro teórico de inspiração sociointeracionista, bem como do paradigma indiciário que deram sustentação teórica a nossa proposta de avaliação de crianças consideradas portadoras de distúrbios da linguagem escrita.

A concepção de linguagem que se constitui em pano de fundo para este trabalho orientou-nos para buscar nas postulações de Bakhtin as noções de que: a língua não é um código autônomo, estruturado como um sistema abstrato e homogêneo, tampouco preexistente e exterior ao falante, mas sim é um fato social, histórico, desenvolvida de acordo com as práticas sociais e, como tal, obedece a convenções de uso; a língua recebe sua determinação pelo conjunto de fatores definidos pelas condições de produção que concorrem para a mani-

---

2. A proposta de avaliação aqui discutida parte de pesquisas e estudos desenvolvidos no Núcleo de Trabalho: Fonoaudiologia e Linguagem Escrita, vinculado ao Programa de Pós-graduação em Distúrbios da Comunicação e ao Curso de Graduação em Fonoaudiologia da Universidade Tuiuti do Paraná, desde 1999, cujos pesquisadores têm-se dedicado a discutir e investigar variados temas ligados à análise da Linguagem Escrita e de suas manifestações atípicas.

festação de sentidos com base em textos produzidos em situações de uso.

> Assim, na prática viva da língua, a consciência lingüística do locutor e do receptor nada tem a ver com um sistema abstrato de formas normativas, mas apenas com a linguagem no sentido de conjunto dos contextos possíveis de uso de cada forma particular. (Bakhtin, 1986, p. 95)

Filiados às posições de Bakhtin consideramos que a linguagem deve ser abordada como constitutiva dos processos semióticos e dos sujeitos, e que a consciência lingüística "nada tem a ver com um sistema abstrato de formas normativas, mas apenas com a linguagem no sentido de conjunto dos contextos possíveis de uso de cada forma particular" (1986, p. 93).

Ao concordamos com Bakhtin, que toda e qualquer enunciação se origina na "situação social imediata", entendemos que os processos de aquisição da escrita se realizam conforme a qualidade e natureza das relações sociais intermediadas por essa modalidade de linguagem. Enfim, é na história particular dessas relações, estabelecidas entre diferentes interlocutores, que se constituem as formas de operar, agir e pensar sobre a linguagem escrita.

Colocando em cheque os princípios e as categorias que explicam a linguagem e sua aquisição a partir de competências individuais ou de processos internos fisiológicos, o eixo das análises de Bakhtin gira em torno da relação do eu e do outro, uma vez que busca elementos para compreender a fronteira dialética entre a particularidade das experiências individuais e as vivências de e com outros. Concebendo o homem como ser da linguagem, para Bakhtin a consciência e o pensamento, tem como condição de possibilidade as diferentes modalidades de linguagem, enfim, não se estabelecem fora dos signos sociais, mediadores das inúmeras e complexas interações sociais.

Atribuindo à linguagem um papel de destaque na formação da consciência e também da personalidade, Bakhtin passa a destacar sua função estruturante, rejeitando concepções que definem a linguagem como representação ou reflexo do pensamento.

Da mesma forma, abordando tais categorias como constituídas a partir dos processos dialógicos e de significação, sujeitos às contingências próprias das relações intersubjetivas e sociais, encontramos em Vygotsky explicações acerca das funções organizadora e reguladora da linguagem. Para ele, não há possibilidades integrais de aquisição de conteúdos cognitivos ou de domínios do pensamento desvinculados da linguagem. Enfim, é na dinâmica dessa relação que ressalta o seu papel estruturante.

Vygotsky considera, ainda, que as ações do sujeito *com*, *na* e *sobre* a linguagem produzem as possibilidades não só de constituição de formas de raciocínio como de ultrapassar os limites das experiências, para que, imerso na oscilação entre estabilidade e mudança, o sujeito possa criar e transformar a linguagem e a vida cotidiana.

Para Vigotsky não há possibilidades integrais de aquisição de conteúdos cognitivos ou domínios do pensamento fora da linguagem, nem possibilidades integrais de linguagem fora de processos interativos humanos. A perspectiva dessa relação ressalta a ação estruturante e organizadora da linguagem diante dos processos cognitivos que, mediante essa concepção, dependem de vários processos de significação.

Inspirados nessa abordagem, sinalizamos para uma concepção de aquisição de escrita como apropriação de signos, pela qual postulamos que a identificação e a classificação das formas lingüísticas devem ceder lugar à compreensão do uso da língua, ou seja, devem ser priorizadas as condições de produção textual, pois é aí que identificamos a possibilidade de construção de significados.

Aliados aos princípios expostos, recorremos ainda aos estudos realizados por Cagliari, Abaurre, Dauden e Mori, Mayrink-Sabinson, uma vez que, ao analisarem os processos lingüísticos presentes na aquisição da escrita, tais pesquisadores partem do consenso de que esse processo é marcado pela relação que o sujeito estabelece entre oralidade e escrita, pelas circunstâncias e condições em que o evento lingüístico é produzido, pelo papel que o "outro" assume nesse processo, visto que acreditam que o domínio da escrita só se efetiva na prática dialógica, situando-se nessa prática a possibilidade de apreensão da sua convencionalidade.

Cabe destacar que a orientação teórico-metodológica norteadora desse estudo é inspirada no postulado formulado por Bakhtin:

> A língua vive e evolui historicamente na comunicação verbal concreta. Não no sistema lingüístico abstrato das formas da língua nem no psiquismo individual dos falantes.
>
> Disso decorre que a ordem metodológica para o estudo da língua deve ser o seguinte:
>
> 1. As formas e os tipos de interação verbal em ligação com as condições concretas em que se realiza.
> 2. As formas das distintas enunciações, dos atos de fala isolados, em ligação estreita com a interação de que constituem os elementos, isto é, as categorias de atos de fala na vida e na criação ideológica que se prestam a uma determinação pela interação verbal.
> 3. A partir daí, exame das formas da língua na sua interpretação lingüística habitual.
>
> É nessa mesma ordem que se desenvolve a evolução real da língua: as relações sociais evoluem (em função das infra-estruturas), depois a comunicação e a interação verbais evoluem no quadro das relações sociais, as formas dos atos de fala evoluem em conseqüência da interação verbal, e o processo de evolução reflete-se, enfim, na mudança das formas da língua. A partir da explicitação dos alicerces teóricos que dão sustentação à concepção de linguagem por nós adotada, passaremos a discutir, com maior profundidade, alguns dos aspectos referentes ao seu processo de aquisição que irão nortear tanto a elaboração dos procedimentos metodológicos – instrumentos e conduta para coleta dos dados – quanto a definição de categorias de análise e o tratamento teórico a que os dados serão submetidos. (1986, p. 124)

Singularidade dos dados lingüísticos e situação-limite

Estudos acerca da aquisição da linguagem escrita que buscam estatuto teórico para a compreensão dos comportamentos lingüísticos singulares e das situações-limite, desenvolvidos, dentre outros pesquisadores, por Abaurre *et al.*, orientarão nossas análises ao discutirmos questões relacionadas às avaliações fonoaudiológicas e educacionais de crianças consideradas portadoras de distúrbios de leitura e escrita.

Atribuir relevância aos dados singulares significa uma mudança de enfoque pelo qual manifestações que se apresentam na forma de trocas/omissões/inserções de letras, na falta de fluência do ritmo da escrita, nos apagamentos, nas hipo ou hipersegmentações, nas reelaborações, deixam de ser tratadas como erros para serem vistas como indícios dos processos vivenciados pela criança. Ou seja, tais manifestações passam a ser consideradas marcas presentes na produção escrita, reveladoras daquilo que o sujeito sabe e não sabe acerca da escrita. É importante ressaltar que critérios aparentemente conflitantes podem ser usados simultaneamente por uma mesma criança, na tentativa de atribuírem sentido ao sistema convencional da linguagem escrita. Notamos, portanto, que podem ocorrer soluções diferentes para o mesmo problema durante a elaboração de um texto escrito pela criança, já que este representa um espaço particular de formulações de hipóteses e de soluções de conflitos.

Se, assim como Abaurre *et al.*, temos um interesse especial na compreensão do que dados singulares nos informam acerca do percurso trilhado por crianças que se encontram em processo de aquisição da linguagem escrita, o conceito de situações-limite, discutido pela autora, também será por nos adotado. Abaurre *et al.* identificam como situações-limite aquelas em que a natureza cambiante dos dados lingüísticos se torna mais evidente, nos oferecendo pistas visíveis acerca dos processos que participam de uma relação particular do sujeito com a linguagem. Entendemos que nessa condição de produção, caracterizada por contínuas e freqüentes mutações, encontram-se crianças diagnosticadas como portadoras de distúrbios de leitura e escrita.

Conforme Abaurre *et al.*, concordamos com o fato de que se variações, num movimento descontínuo, ocorrem "em qualquer situação de uso significativo da língua oral e escrita", existem momentos em que estas acontecem de forma mais dramática, em função de fatores relativos ao próprio contexto e às características particulares das interlocuções instauradas entre os participantes das situações dialógicas. Consideramos que produções de crianças que se encontram em processo de aquisição da escrita, seja por apresentarem ou não dificuldades e problemas na efetivação desse processo, tornam visíveis como essa situação representa um momento privilegiado de manipulação da linguagem por parte delas. Nessa situação, a maior probabilidade de ocorrência de dados singulares expressos nos comportamentos de hesitações, reelaborações e generalizações dá visibilidade aos aspectos que assumem saliência para a criança, uma vez que passam a operar espontaneamente sobre a escrita.

Partindo dessa premissa, identificamos que esses comportamentos devem ser tomados como uma das principais categorias de análise na avaliação da escrita das crianças consideradas portadoras de distúrbios de leitura e escrita, cabendo ao fonoaudiólogo:

- surpreender e interpretar "instantes em que a criança, oralmente ou por escrito, evidencia uma preocupação com aspectos formais ou semânticos da linguagem" (Abaurre *et al.*, 1997, p. 21);
- investigar que aspecto – "de contexto, de forma ou de significação lingüística ou ainda que possível combinação desses fatores – pode ter adquirido saliência particular para a criança", gerando inquietações para as quais vai buscar, "ainda que, muitas vezes, episódica e circunstancialmente", soluções (Abaurre *et al.*, 1997, p. 21);
- considerar que essas inquietações nos oferecem elementos para a compreensão da influência que as operações processadas pela criança, muitas vezes provisoriamente, assumem na organização e no entendimento que têm em relação à linguagem.

Experiências com a leitura e escrita e condições de aquisição

Outro ponto a ser tomado como categoria de avaliação da escrita de crianças consideradas portadoras de distúrbios de leitura e escrita refere-se à análise da forma pela qual experiências de e com a escrita, associadas ao uso restrito ou significativo dessa linguagem por parte da família e/ou da própria criança, interferem nas condições de constituição do leitor e escritor e, portanto, nas produções infantis.

A análise da introdução ao uso da leitura e escrita para a criança mostra o "para que" e "onde está" o ler e o escrever em sua vida. A construção de conhecimentos por parte da criança acerca da leitura e escrita depende, decisivamente, da forma como a escrita está situada no seu cotidiano familiar, escolar e no contexto mais amplo da sociedade, ou seja, nos usos, nas representações, nas funções e nos valores atribuídos à escrita, nas diferentes interações sociais vivenciadas por ela.

Como já discutimos, o domínio da leitura e da escrita não está restrito à capacidade de codificação e decodificação de letras e sons, mas refere-se a possibilidade de o indivíduo exercer a leitura e a escrita de forma significativa e prazerosa, de escolher o que quer ler e escrever, de saber que as condições para se constituir como leitor e escritor (acesso aos meios escritos, a bibliotecas, livros, jornais) são precárias e desiguais para os diversos grupos sociais. Implica, ainda, a possibilidade de interagir com diferentes tipos de texto, conforme suas necessidades, seus desejos, interesses e contextos interacionais.

Partimos do pressuposto de que os valores e sentidos atribuídos à escrita, bem como as formas como a criança a manipula e a opera são, sem dúvida, constituídos pela qualidade das interações com os adultos, em especial, com aqueles que estabelecem vínculos mais significativos e próximos. Em outras palavras, diferentes exposições, expectativas e interações sociais formuladas em relação e com base na escrita geram diferentes possibilidades de descobertas e operações lingüísticas por parte da criança.

Dauden, em estudo que objetiva compreender a participação do adulto no processo de aquisição da escrita pela criança, priorizando as marcas diferenciadoras que distinguem as interações mãe/criança das interações pai/criança, afirma que:

> As diferenças parecem revelar que cada um que participa, com a criança, das interações sobre livros de história traz consigo, na sua maneira de agir e de atribuir significado às ações da criança em relação à escrita, a sua própria maneira de ver a linguagem escrita e sua aquisição. É interessante notar que essas diferentes concepções se revelam nas práticas interacionais com a escrita e têm um papel fundamental na constituição desse objeto para a criança, e são reconhecíveis no seu modo de agir com relação à linguagem escrita. É dentro dessas práticas que a criança constrói a significação do objeto escrito; os diferentes modos de agir dos adultos em relação à escrita são incorporados por ela e nos parecem constituir o cerne do conhecimento que ela constrói sobre a linguagem escrita. (1994, pp. 19-20)

Tal afirmação evidencia que o fato de algumas crianças demonstrarem maior conhecimento sobre a escrita pode, dentre outros fatores, ser explicado em termos de uma exposição quantitativa e qualitativamente diversa com relação àquela.

Diante dessa premissa, devemos considerar que, se o contato prolongado e intenso com a escrita desencadeia, inevitavelmente, reflexões e ações referentes ao seu funcionamento, crianças que têm na escola a sua principal possibilidade de exploração e acesso à escrita podem apresentar limitações nas suas incursões sobre a escrita, especialmente se considerarmos propostas tradicionais de ensino adotadas em nosso país.

Nesse sentido, Cagliari e Geraldi apontam para um aspecto que deve estar no centro de nossas preocupações ao avaliarmos crianças que se encontram na situação acima descrita. Ou seja, ao acesso restrito à linguagem escrita que as crianças, expostas a práticas escolares centradas em atividades mecânicas e descontextualizadas (cópia, ditado, exercícios de separação de sílabas), apresentam.

Variedade lingüística

A análise das diferentes experiências que a criança estabelece com a linguagem escrita pressupõe, ainda, o conhecimento da variedade lingüística falada por ela porque, em alguns casos, essa variedade serve como base para a elaboração de suas hipóteses.

O reconhecimento das variedades lingüísticas, caracterizando a natureza de toda e qualquer língua, conforme Faraco, implica o "rompimento radical com a imagem da língua cultivada pela tradição gramatical e veiculada pela escola, imagem que homogeneiza a realidade lingüística, cristaliza certa variedade como a única correta, identificando-a com a língua e excluindo todas as outras como 'incorretas'". Tal autor nos oferece, ainda, elementos para compreender que

> cada variedade é resultado das peculiaridades das experiências históricas e socioculturais do grupo que a usa: como ele se constitui, como é sua posição na estrutura socioeconômica, como ele se organiza socialmente, quais seus valores e visão de mundo, quais suas possibilidades de acesso à escola, aos meios de informação, e assim por diante. (1991, p. 18)

Criticando a falsa avaliação da linguagem sob o binômio certa/errada, que toma como modelo o dialeto-padrão (denominação por si só formulada por um julgamento discriminatório e preconceituoso), Preti defende que questões em torno das variações lingüísticas devem estar no centro das preocupações dos profissionais envolvidos com o ensino da língua. Ele propõe que, substituindo os conceitos tradicionais de correto/incorreto, passem a nortear as reflexões e práticas de ensino e avaliação da linguagem as noções de

> [...] prestígio social da linguagem; associação entre variantes e poder político-social; ligação entre língua e poder social dos falantes; entre variantes lingüísticas e fatores externos como sexo, faixa etária, profissão e status, grau de escolaridade e nível cultural dos interlocutores, mudanças de situação de comunicação e variação de registros etc.[...] (1998, pp. 85-6)

Entendemos, assim, ser condição necessária, ao avaliarmos as produções escritas de crianças, a adoção de procedimentos e critérios que permitam interpretar as propostas de escrita das crianças, considerando, também, as relações que mantêm com o texto oral e com as variedades lingüísticas que este apresenta.

Cremos, ainda, que, embora as hipóteses de escrita das crianças, em muitos casos, não atendam às normas lingüísticas da variedade-padrão, elas, quando entendidas como formas distintas de organização, revelam operações lógicas que podem caminhar em direção à convencionalidade.

Podemos notar que o movimento da criança em direção a uma convenção socialmente privilegiada, que implica uma forma de escrever diferente da fala, se torna mais efetivo se no processo de aquisição da escrita ela for acompanhada, especialmente, no contexto escolar, por interlocutores que vejam com clareza a questão da convencionalidade da escrita. Ou seja, que coloquem em discussão o fato de que embora todas as variedades lingüísticas se equivalem tanto do ponto de vista formal quanto da sua força expressiva, determinadas variedades assumem um prestígio social em função de determinantes sociais, culturais e políticos.

Deve ser considerado, num processo de avaliação, se a criança compartilha de discussões e reflexões que coloquem em cena o contexto político no qual estão insertas as variedades lingüísticas. As condições de domínio da norma-padrão serão diferentes se as motivações e justificativas para tal se derem: em torno da idéia de que ela representa a possibilidade de acesso ao conhecimento, bem como de participação ativa nas diferentes esferas sociais; ou, em função de sua superioridade lingüística, implicando a identificação das outras variedades como imperfeitas, incorretas ou desviantes.

As diferentes vivências em relação a essa questão devem ser consideradas no momento de avaliação das produções infantis, pois provocam efeitos nas formas de as crianças conceberem, representarem e operarem a escrita. Enfim, consideramos que faz diferença se a criança pode, pela explicitação intermediada por outros interlocutores, compreender que tal variedade regulamenta o uso da escrita, nos seus vários níveis. Faz diferença se é posto em discussão com a criança, desde a realização de seus primeiros rabiscos e garatujas, no momento em que começa a compreender a base alfabética do sistema de escrita da língua portuguesa, até a construção do seu conhecimento acerca de suas estruturas gramaticais, o fato de que existe uma variedade considerada padrão e que essa forma deve aparecer especialmente na escrita.

Relação oralidade/escrita e a produção escrita

Chamamos atenção, anteriormente, para o fato de que conhecimentos e práticas formulados e utilizados na alfabetização, bem como no tratamento dos chamados distúrbios de leitura e escrita, que propõe a atenção na articulação dos sons e nas capacidades de discriminação auditiva e visual, procuram fixar um mecanismo que pode imprimir os chamados erros de escrita. A importância de aprofundarmos essa discussão se justifica uma vez que se tais práticas, que concebem a escrita como transcrição da oralidade, num primeiro momento enfatizam o apoio na oralidade como mecanismo para o domínio de uma escrita correta, passam a cobrar, no transcorrer do processo de aprendizado e terapêutico, a compreensão, por parte da criança, de que não existe uma correspondência exata entre as formas de expressão oral e escrita. Não atender a tal cobrança e, portanto, a insistência e permanência de hipóteses de escrita formuladas pelas crianças com base na fala, conforme evidências de nossa prática clínica, têm sido interpretadas por profissionais ligados ao ensino como sintomas das chamadas disortografias, dislexias, distúrbios de atenção, distúrbios de processamento auditivo, representando um dos principais motivos de encaminhamento de crianças para tratamento especializado.

Se uma série de estudos tem se dedicado a compreender as relações que os sujeitos, em processo de aquisição da escrita, estabelecem entre a oralidade e a escrita, estes explicitam o quanto essas modalidades de linguagem são distintas e como o domínio de ambas pressupõe o entendimento e a apreensão de suas especificidades.

Dessa forma, a perspectiva de avaliação aqui proposta orienta-se pelo reconhecimento da natureza das relações estabelecidas pelas crianças entre a oralidade e a escrita, identificando os dados escritos que tomam como referência a variedade lingüística falada, não como erros, mas como sinais dessa mesma relação e como indícios do conhecimento processado acerca da escrita. Para tornar claros aspectos que devem orientar possíveis interpretações das hipóteses de escrita que apontem marcas da oralidade, optamos por discutir, brevemente, algumas das distinções características dessas modalidades, decorrentes de diferenças formais e estruturais, bem como de representações, contextos e situações sociais em que se processam:

1. Do ponto de vista formal e, mais especificamente, ortográfico, conforme enfatiza Cagliari, "a relação entre as letras e os sons da fala é sempre muito complicada pelo fato de a escrita não ser o espelho da fala" (1989, p. 117). Dentre os inúmeros eventos que denunciam a falta de correspondência letra/som, podemos citar:
   - a) uma mesma letra pode ser articulada com base em sons distintos (a letra s pode ser representada pelos fonemas [s] em sapato e [z] em casa);
   - b) um mesmo som pode ser grafado por diferentes letras (o fonema [g] pelas letras *g* e *j*). Descrevendo, respectivamente, exemplos dessa natureza, Cagliari aponta o caso da letra "*x* em *próximo*, *exame*" e os segmentos fonéticos [ʃ] em *chá*, *caixa*, [k] em *casa*, *queijo*";
   - c) "letras que não têm som nenhum na fala mas que estão presentes na escrita: *h* em *hoje*, *i* em *lápis*";
   - d) a possibilidade de muitas palavras serem pronunciadas de maneiras distintas (em função de variedades lingüísticas regionais, interacionais, estilísticas etc.);
   - e) o fato de no português as letras poderem apresentar ou não um uso alfabético, assumindo, nesse último caso, um valor silábico, como nas palavras: *apto* [a-pi-tu], ou *afta* [a-fi-ta];

- f) utilização de duas letras para representar um som: *gu* em guerra, *qu* em queijo.

2. Do ponto de vista da elaboração textual, notamos que a escrita e a fala pressupõem segmentações, pausas e ritmos próprios, razão pela qual

> Se transcrevemos a fala, vamos notar uma perda considerável de informação, porque não temos mais o contexto em que foi dita e nem as marcas da prosódia. Não temos mais os gestos, nem a postura da pessoa. Onde recuperar o que foi perdido? É aí que o aprendiz de escrita tem que sentir que não pode simplesmente transpor a fala para a escrita. Ele tem que perceber que o que ele usa na fala não funciona na escrita, ele precisa usar outros recursos. (Abaurre, 1991, p. 20).

Explicitando com clareza como os contextos interacionais distintos, que caracterizam a produção oral e escrita, implicam estruturas textuais próprias, inviabilizando o alinhamento da fala com a escrita e vice-versa, recorremos às afirmações de Cagliari:

> Não temos nenhuma indicação a respeito do ritmo da fala. Há pouquíssimas indicações da entonação e da nasalidade. Também não há indicações a respeito da velocidade da fala ou da qualidade de voz, a não ser que, no texto, se diga expressamente o modo como o falante disse algo que vem escrito (... então, disse vagarosamente...; ... disse com voz rouca... etc.), o que muito raramente ocorre. Quando falamos, vemos pessoas, coisas, gesticulamos, ritmos, e isso tudo não se traduz em letras ou sinais de pontuação; se passamos só os fonemas para a escrita, o texto perde muito de suas características e pode até tornar-se confuso para quem lê sem ter presenciado o ato da fala que aquela escrita representa. (1989, p. 120)

Enquanto na produção escrita temos a ausência do interlocutor e, portanto, os significados e efeitos são produzidos no estilo, nas palavras, na estrutura do texto; na fala, com a presença do interlocutor, a linguagem corporal, a entonação, o sotaque, o ritmo fazem parte dos sentidos atribuídos ao texto oral. Como resultado, o texto escrito deve recuperar fatos e sentidos que na fala são constituídos pelas circunstâncias, pela linguagem corporal e pelas suas características prosódicas.

No que se refere às características prosódicas da fala, notamos que os critérios de interrupção da cadeia fônica são, significativamente, diversos dos critérios de segmentação da escrita, resultando em diferenças formais e estruturais entre ambos os textos. Contudo, para a compreensão dos princípios utilizados por crianças, em processo de aquisição, na adoção de procedimentos de segmentação, devemos considerar que quando produzem textos sem nenhuma ou com segmentações aparentemente indevidas, elas podem estar trabalhando com a hipótese de que o que percebem como um fluxo contínuo e não segmentado de fala deve, como tal, ser representado na escrita.

Grupos tonais, acentuação tônica, conjunto de sons ditos em determinada altura e intensidade ou unidades de fala, que recebem um contorno entonacional particular, podem ser utilizados por crianças em processo de aquisição – como critérios de segmentação – ocorrendo produções ortográfica e estruturalmente interpretadas de forma equivocada, como sinais de distúrbios de fluência oral e escrita, de percepção auditiva e visual, de atenção, de memória, de noção espacial, levando ao diagnóstico de distúrbio de leitura e escrita.

Cabe ainda destacar que se, em ambas as linguagens, a interação, a realidade dialógica constituem o seu processo de construção, as produções orais e escritas não se diferenciam apenas pela presença ou ausência dos interlocutores, mas pela natureza diversa das interlocuções decorrentes desse fato. De acordo com Abaurre, consideramos que, se as produções orais

> implicam, na maioria dos casos, interlocutores presentes que negociam a todo o momento os papéis sociais e os atos de significar através da linguagem, a linguagem escrita existe para possibilitar a leitura através do tempo e do espaço. As situações reais de escrita pressupõem, na maioria

> dos casos, interlocutores distantes, sendo a interação mediada pelo próprio objeto escrito e sua interpretação. Isso pode modificar consideravelmente os processos de negociação e atribuição de significados e papéis sociais via linguagem, assim como negociação das formas da própria linguagem escrita. (1987, p. 191)

Tal diferença deve ser considerada na avaliação de crianças em processo de aquisição da escrita, uma vez que, embora nesse momento elas já comecem a elaborar uma representação do seu interlocutor, o fato de no ato mesmo da escrita não ter acesso imediato às formas escritas de uso convencional, as quais deveriam servir de espelho para as suas hipóteses, coloca em evidência, em muitos casos, a necessidade de sua reelaboração.

Mediante tais colocações, ressaltamos a importância de que no processo de avaliação a criança esteja livre para realizar as reestruturações que julgue necessárias, retorne às suas produções, alterando-as, e que essas reformulações percam o estatuto de manifestações de um déficit, para serem encaradas como um trabalho necessário ao se operar com a escrita.

Produção espontânea

Dentre os aspectos que constituem um texto, os formais e os referentes à sua elaboração, partimos do pressuposto de que a avaliação desses últimos só pode ocorrer pela produção espontânea. Enfatizamos ainda que a análise das produções escritas das crianças deve priorizar os aspectos que se referem a sua elaboração – tipo de texto, coerência, coesão, estilo, tema, ou seja, marcas que conferem a autoria do texto –, pois são esses os responsáveis por uma produção significativa.

Com base no contexto teórico norteador deste estudo, postulamos que a análise das condições de produção das crianças deve incidir, prioritariamente, para o uso que fazem da escrita, o que nos remete à forma como lidam com a produção de textos e discursos.

Chamamos atenção para o fato de que crianças condicionadas a, sistematicamente, produzirem escritas em atividades mecânicas como ditado, cópia, redação, quando solicitadas à produção de textos, tendem a reproduzir fragmentos contidos nos livros didáticos e nas atividades de sala de aula, na forma de um conjunto de palavras e/ou frases. A reprodução mecânica de modelos oferecidos previamente para as crianças, associada à exigência de textos assépticos, não só sobrepujam as hipóteses que a produção espontânea pode revelar, como, em geral, escondem o que o sujeito conhece e é capaz de produzir.

Se, nas primeiras séries, a relação que as crianças estabelecem com a escrita é, em geral, pautada em exercícios que as distanciam progressivamente da noção de texto, com a idéia básica de que antes de dominarem a convenção ortográfica elas não são capazes de desenvolver escritas significativas; com o ingresso delas nas séries subseqüentes supõe-se que sejam capazes de produzir "redações" (textos). Contudo, as redações elaboradas pelas crianças, submetidas a esses exercícios, se apresentam na forma de um conjunto de frases, sem características básicas de um texto, donde conclui-se que as crianças escrevem mal ou apresentam distúrbios que comprometem a elaboração de seus textos. Consideramos, conforme esclarece Guimarães, que

> A competência textual identifica-se como uma competência específica e não como simples expansão de uma competência frásica, dado que, não obstante realizar-se numa seqüência de frases, o texto configura-se numa unidade global, dando expressão a uma intenção comunicativa unitária. (1998, p. 153)

Mediante tal definição, ao nos confrontarmos com textos que apresentam problemas de elaboração, é importante investigarmos se estes não refletem a experiência escolar de crianças que, em vez de produzirem textos espontaneamente, estiveram submetidas a produções controladas e censuradas pela escola. Diferentemente das operações que estão acostumadas a vivenciar no seu processo de aquisição da oralidade, ou seja, tentar, perguntar, comparar, corrigir, crianças são, muitas vezes, impedidas de escrever o que quiserem como quiserem, o que pode ocasionar um bloqueio no uso espontâneo da linguagem escrita.

Devemos estar atentos para o fato de que as causas atribuídas aos problemas de elaboração do texto das chamadas crianças copistas, ou seja, daquelas que preferencialmente reproduzem frases e estruturas, são em geral associadas à falta de idéias, de criatividade e a problemas de organização mental. Razão pela qual essas crianças são encaminhadas para avaliação fonoaudiológica como se a dificuldade de significar pela escrita fosse decorrente de problemas intrínsecos a elas.

Compatível com os pressupostos teóricos que dão sustentação à elaboração de nossa proposta de avaliação, adotaremos o paradigma indiciário para orientar a interpretação dos dados que serão obtidos pela sua utilização. É importante ressaltar que o paradigma indiciário passa a ser incorporado por pesquisadores brasileiros com base em uma mudança interpretativa das hipóteses apresentadas nas produções escritas das crianças que, inicialmente segundo Ferreiro e Teberoskky, redirecionaram estudos acerca do processo de aquisição da linguagem escrita. Com essa mudança, tais manifestações, comumente avaliadas por profissionais ligados ao ensino como erros, alterações e distúrbios, ou ainda, sinais de incapacidades, passaram a ser tratadas como reveladoras da ação do sujeito sobre a escrita. Discutido por Ginzburg, tal paradigma oferece subsídios metodológicos para o tratamento das operações "episódicas e singulares" que constituem a construção da escrita das crianças.

Referências bibliográficas

ABAURRE, M. B. M. Problemas e perspectivas da alfabetização no Brasil. In: Anais do Encontro de Alfabetizadores – EDUFJF, Juiz de Fora, 1991.

________. Lingüística e psicopedagogia. In: SCOZ, Rubinstein; RODDS e BARONE (orgs.). *Psicopedagogia: o caráter interdisciplinar na formação e atuação profissional.* Porto Alegre: Artes Médicas, 1987.

ABAURRE, M. B. M. (Re)escrevendo: o que muda? In: ABAURRE, M. B. M.; FIAD, R. S.; MAYRINK-Sabinson, M. L. T. *Cenas de aquisição da escrita: o sujeito e o trabalho com o texto*. Coleção Leituras no Brasil. Campinas, Associação de Leitura do Brasil, Mercado de Letras, 1997, pp. 61-9.

ABAURRE, M. B. M; FIAD, R. S.; MAYRINK-SABINSON, M. L. T. Em busca de pistas. In: *Cenas de Aquisição da escrita: o sujeito e o trabalho com o texto*. Coleção Leituras no Brasil. Campinas, Associação de Leitura do Brasil, Mercado de Letras, 1997, pp. 13-36.

BAGNO, M. *Preconceito lingüístico: o que é, como se faz*. São Paulo: Loyola, 1999.

BAKHTIN, M. *Marxismo e filosofia da linguagem*. 3ª ed. São Paulo: Hucitec, 1986.

BERBERIAN, A. P.; MASSI, G. de A. Repensando a vinculação entre fonoaudiologia e educação. Revista *Distúrbios da Comunicação*. São Paulo, vol. 1º, n. 1, 1998, pp. 39-44.

BERBERIAN, A. P. *Fonoaudiologia e educação – um encontro histórico*. São Paulo: Plexus, 1995.

_________. *Linguagem e Cultura: a construção da norma culta no Brasil, 1920-1940*. Tese de Doutorado, Programa de História da PUC-SP, 1999.

BRAZ, H. A.; PELLICCIOTTI, T. H. F. *Exame de linguagem: TIPITI*. 3ª ed. São Paulo: Minj, 1988.

BUENO, J. G. S. Escola, linguagem e distúrbios de linguagem. Revista *Distúrbios da Comunicação*. São Paulo. n. 2, 1991, pp. 169-183.

CAGLIARI, L. C. *Alfabetização e lingüística*. São Paulo: Scipione, 1989.

CUNHA, M. C. *Fonoaudiologia e psicanálise*. São Paulo: Plexus, 1997.

DAUDEN, A. T. B. de; MORI, C. C. Linguagem escrita: quanto se escreve e para quê? – Reflexões sobre a prática fonológica. In: DAUDEN, A. T. B. de; JUNQUEIRA, P. (orgs.). *Aspectos atuais em terapia fonoaudiológica*. São Paulo: Pancast, 1997, pp. 49-58.

DAUDEN, A. T. B. *A criança e o outro na construção da linguagem escrita*. São Paulo: Pancast, 1994.

FARACO, C. A. *Lingüística histórica*. São Paulo: Ática, 1991.

FERREIRO, E.; TEBEROSKKY, A. *Psicogênese da língua escrita*. São Paulo: Artes Médicas, 1984.

GERALDI, J. W. *O texto na sala de aula: leitura e produção*. Cascavel: Assoeste, 1984.

GINZBURG, C. *Mitos, emblemas, sinais: morfologia e história*. Trad. F. Carotti. São Paulo: Brasiliense, 1986.

GNERRE, M. *Linguagem, escrita e poder*. 3ª ed. São Paulo: Martins Fontes, 1991.

GUIMARÃES, E. *Independência e morte*. Discurso fundador. Campinas: Pontes, 1993.

JARDINI, R. S. R.; VERGARA, F. A. Alfabetização de crianças com distúrbios de aprendizagem, por métodos multissensoriais, com ênfase fonovisuoarticulatória: relato de uma experiência. Araraquara, Centro de Educação e Recreação Infantil Aquarela. *Pró-Fono – Revista de Atualização Cientifica*. São Paulo, v. 9, n. 1, 1997, pp. 30-45.

KEIRALLA, D. M. B. *Sujeitos com dificuldades de aprendizagem x sistema escolar com dificuldade de ensino*. Tese de Doutorado, Unicamp, 1994.

LEVY, I.P. Uma nova face de nau dos insensatos: a dificuldade de vozear obstruintes em crianças de idade escolar. Tese de Doutorado, Unicamp, 1993.

MARTINEZ, R. H. G.; SILVA, S. A. da; FIORAVANTI, M. P. Distúrbios articulatórios funcionais. *Pró-Fono – Revista de Atualização Científica*, São Paulo, v. 6, n. 1, 1994.

MASSI, G. de A.; BERBERIAN, A. P. Dislexia: uma discussão conceitual. *Tuiuti: Ciência e Cultura*, n. 2, Curitiba, 2000, pp. 103-110.

NAVAS, A. L. G. P. O papel das capacidades metalingüísticas no aprendizado da leitura e seus distúrbios. *Pró-Fono – Revista de Atualização Cientifica*. São Paulo, v. 9, n. 1, 1997.

PAN, M. A. G. S. *Infância e discurso: contribuições para a avaliação da linguagem*. Dissertação de Mestrado, UFPR, 1995.

PATO, M. H. S. *Psicologia e ideologia – uma introdução crítica à psicologia escolar*. São Paulo: T. A. Queiroz, 1987.

PRETI, D. O ensino da Língua Portuguesa: na encruzilhada entre a escrita e a oralidade. In: BASTOS, N. B. (org.). *Língua Portuguesa – História, perspectivas, Ensino*. São Paulo: Educ, 1998, pp. 85-94.

SOARES, M. *Linguagem e escola – uma perspectiva social*. 2ª ed. São Paulo: Ática, 1986.

VYGOTSKY, L. S. *A formação social da mente*. São Paulo: Martins Fontes, 1984.

2

Enfoques acerca da aquisição da linguagem escrita: distúrbios ou hipóteses?

GISELLE DE ATHAYDE MASSI
ANA PAULA BERBERIAN
ANA CRISTINA GUARINELLO
KYRLIAN BARTIRA BORTOLOZZI
ALEXANDRA PELLANDA

Introdução

Este capítulo surgiu de uma inquietação sobre a prática clínica fonoaudiológica, na qual deparamos com um grande número de crianças rotuladas como portadoras de dislexia, distúrbios de aprendizagem, dificuldades de leitura e escrita, entre outros.

Com relação a essas nomenclaturas, Moisés e Collares esclarecem que os termos *dificuldades de leitura e escrita*, *dislexia*, *distúrbios de aprendizagem*[1] referem-se ao mesmo conceito, enfocando uma patologia centrada no aluno, portador de uma doença.

---

1. Segundo as autoras, o uso da expressão *dificuldade de aprendizagem* surgiu, provavelmente, para minimizar o poder negativo que os termos *dislexia* ou *distúrbios de aprendizagem* exercem sobre os que recebem tais rótulos. Porém, quanto ao referencial teórico, nada mudou. Embora seja usada uma terminologia menos violenta, esta continua localizando o problema apenas no aprendiz.

Porém, na medida em que tais termos localizam a doença no aluno, os demais fatores envolvidos no processo de aquisição da escrita ficam excluídos e/ou minimizados, uma vez que dizem respeito a uma patologia que acomete o aluno, na sua dimensão orgânica.

Percebemos que questões educacionais, culturais e familiares, entre outras, não são devidamente levadas em conta no processo de construção da escrita. Acompanhamos, nos campos educacional e fonoaudiológico, o predomínio de uma concepção de linguagem que não prioriza as funções, os usos e valores atribuídos à leitura e à escrita. Nesse sentido, acabam por desconsiderar que, para adquirir tal modalidade de linguagem, a criança pode errar, formular hipóteses, questionar e manipular esse objeto, como faz na aquisição da oralidade.

A nosso ver, educadores, médicos, fonoaudiólogos, psicólogos, enfim os diferentes profissionais envolvidos tanto com a aquisição da leitura e da escrita quanto com as possíveis dificuldades nesse processo, precisam entender a complexidade dessa linguagem e a relação que ela estabelece com a oralidade.

Contudo, em decorrência de uma visão fragmentada da linguagem, vários profissionais enfatizam, no contexto educacional e/ou clínico, procedimentos mecânicos – cópias, ditados, separação de sílabas – desconsiderando a escrita em situação de interlocução e ressaltando seus aspectos gráficos em detrimento dos textuais. Assim, por abordarem a escrita separando-a da produção textual, crianças submetidas a tais procedimentos tendem a não compreender a funcionalidade dessa linguagem, nem os diferentes usos e valores atribuídos socialmente a ela.

Para esclarecer essa questão acerca da concepção de escrita que tem norteado práticas educacionais e fonoaudiológicas, apresentamos, aqui, uma breve revisão histórica em torno dos chamados distúrbios de leitura e escrita, explicitando como médicos, educadores e fonoaudiólogos vêm concebendo tais distúrbios, suas causas e seus sintomas.

Posteriormente, pretendemos confrontar tal concepção com uma abordagem lingüística que, à vista de questões textuais da escrita, acaba por nos oferecer outra possibilidade de análise, sobre a qual passamos a questionar se os "erros" cometidos por aprendizes podem ser traduzidos como sintomas dos chamados "distúrbios de leitura e escrita". Para tanto, analisamos, sob uma perspectiva interacional e discursiva, produções escritas elaboradas por alunos matriculados em séries iniciais de uma escola de Curitiba, Paraná.

Ressaltamos que essa abordagem lingüística aponta para elementos interpretativos que nos permitem compreender os chamados sintomas e erros como construções que fazem parte do processo de aquisição da escrita. A nosso ver, determinadas abordagens da lingüística podem contribuir para que a fonoaudiologia aprofunde o conhecimento que tem acerca de um de seus objetos de estudo e intervenção: a escrita. Entendemos que o contrário acontece quando o fonoaudiólogo se filia a uma visão simplista de linguagem que toma a língua como um código e o sujeito como um ser passivo, sinalizando para o uso de práticas descontextualizadas, conforme as citadas anteriormente.

Breve revisão histórica envolvendo posicionamentos ante os distúrbios de leitura e escrita

De acordo com Freire, Kussmaul é reconhecido pela literatura como o primeiro médico a diagnosticar, em 1877, a cegueira verbal. Segundo a autora, para Kussmaul

> [...] é possível, embora raro, encontrar dificuldades para a leitura sem nenhum comprometimento correlato em nível de visão, intelecto ou linguagem. No entanto, seu pioneirismo não parece ter conquistado seguidores já que a maioria dos médicos continuou a concebê-la como uma doença ligada ao funcionamento cerebral e ao desempenho lingüístico. (1997, p. 925)

Quase 20 anos depois, em 1896, o médico Pringle Morgan[2] diagnosticou um menino de 14 anos, que não conseguia ler, como

2. Segundo Martins-Pereira.

portador de cegueira verbal congênita, marcando o aparecimento do distúrbio de leitura e escrita como uma afecção resultante de lesão cortical.

Contudo, após uma breve análise de bibliografias que apresentam e discutem os ditos distúrbios de leitura e escrita, percebemos que atualmente não é possível falar sobre tal patologia segundo uma visão consensual. Essa impossibilidade se justifica, tendo em vista a inexistência de consenso em torno desses distúrbios, no que diz respeito a questões de caráter etiológico, sintomatológico e terminológico.

No que se refere a questões de ordem etiológica, percebemos que desde a sua primeira descrição, em 1877, até hoje diferentes especialidades médicas, pautadas em uma perspectiva organicista,[3] passaram a opinar sobre o assunto: a neurologia, a oftalmologia, a otorrinolaringologia, a psiquiatria e até mesmo a genética.[4] Nesse sentido, dependendo do enfoque médico, deparamos com diversas hipóteses causais associadas aos distúrbios da leitura e da escrita, como predominância hemisférica, distúrbios do movimento ocular, disfunções auditivas, falha na quantidade ou no funcionamento dos neurotransmissores, problemas relacionados a questões genéticas.

Além de depararmos com tantas e diferentes vias explicativas para os chamados distúrbios de leitura e escrita, as quais se mostram à mercê do enfoque dado por essa ou aquela especialidade médica, acompanhamos controvérsias que partem da mesma especialidade.

---

3. Na busca de uma via explicativa para o fenômeno estudado, a visão organicista parece ter sido tão determinante para a medicina que, dependendo da especialidade enfocada, a área médica desenvolveu diferentes formas para explorar e investigar fatores causais que procuram explicitar os chamados distúrbios de leitura e escrita. Assim, buscam localizar esses fatores em algum órgão do corpo mediante explorações neurorradiológicas, exames neurológicos – como eletroencefalograma e tomografia axial computadorizada –, estudos histológicos, exames oftalmológicos, pesquisas audiológicas, estudos metabólicos e genéticos, entre outros.

4. Sobre diferentes opiniões que procuram esclarecer a natureza dos distúrbios de leitura e escrita, ver Condemarin e Blomquist.

Na área da neurologia, por exemplo, verificamos posições divergentes acerca das possíveis causas responsáveis por esses distúrbios.

Nesse sentido, podemos destacar as considerações de Farias que classifica o problema como um tipo de *transtorno de aprendizagem escolar*,[5] causado por alguma disfunção do sistema nervoso central. Segundo o autor, tal disfunção é responsável por desencadear uma pobre capacidade para reconhecer que as palavras são formadas por fonemas, sendo esse um problema fonolingüístico.

Cypel, por sua vez, afirma não ter uma única causa definida que justifique os problemas de leitura e escrita, identificando a possibilidade da ocorrência de dificuldades emocionais, pedagógicas, sociais, neurológicas e de fala.

Para Antoniuk, ao contrário do que postula Cypel, é preciso descartar qualquer bloqueio emocional ou imaturidade por parte da criança, no diagnóstico da dislexia. Esse autor cita que tal diagnóstico não pode ser feito antes de a criança apresentar idade superior a sete anos, devendo ter freqüentado por, pelo menos, dois anos uma escola com didática adequada. Ele ainda afirma que a dificuldade para identificar símbolos gráficos decorre de um distúrbio das funções de percepção, memória e análise visual, ou seja, uma disfunção dos lobos occipital e/ou parietal.

Quanto aos sintomas relacionados aos distúrbios de leitura e escrita, Antoniuk descreve incapacidade quase total para aprender a ler, leitura silabada sem automatização, dificuldades para identificar símbolos gráficos.

Farias cita outros sintomas, como falha na organização da linguagem, déficit de concentração e memória, transtornos de espacialização e/ou de percepção visuomotora, alteração de lateralidade e falha no ordenamento seqüencial.

Cypel, por sua vez, aponta como sintoma de tais problemas a própria dificuldade para aprender a ler e a escrever.

---

5. Terminologia utilizada por Farias.

Nesse contexto arbitrário, avistamos ainda autores que adotam o termo *dislexia específica de evolução* para diagnosticar crianças com problemas de leitura e escrita. Para explicitar essa nomenclatura, Cuba dos Santos afirma que o termo *específica* significa, em algumas definições, que a causa é desconhecida. Por outro lado, a expressão *de evolução*, segundo a autora, é usada para se referir aos sintomas que tendem a desaparecer espontaneamente, com o passar do tempo.

De acordo com Cuba dos Santos, crianças com *dislexia específica de evolução*, apesar da dificuldade na aprendizagem da leitura e da escrita, apresentam órgãos sensoriais intactos, níveis normais de inteligência, liberdade emocional, motivação e instrução adequada.

Contudo, quanto a essa definição e classificação, sendo a causa desconhecida e os sintomas temporários com involução espontânea, indagamo-nos a respeito da existência de uma patologia, a qual acometeria crianças somente enquanto estivessem aprendendo a escrever.

Não pretendemos, com a breve análise aqui realizada, desconsiderar estudos da área médica, tampouco negar o fato de que aspectos orgânicos podem interferir na aquisição da leitura e da escrita. Porém, temos a intenção de evidenciar que o processo de construção da escrita compreende outras dimensões, como fatores ligados a questões emocionais, à metodologia educacional, aos aspectos lingüísticos. Optamos por apresentar posições, bem como confrontar opiniões assumidas pela medicina, tendo em vista que essa área exerce forte influência sobre o saber/fazer fonoaudiológico envolvido com problemas relacionados à aquisição da linguagem escrita.

Apresentamos, a seguir, alguns posicionamentos adotados por estudiosos da área da educação perante essa mesma questão, pois ela também tem influenciado a fonoaudiologia, principalmente quando se trata de questões acerca dos problemas de leitura e escrita.

Dentre os educadores que se posicionam sobre o assunto, citamos Fonseca, o qual, pautado na visão neuropsicológica, afirma que a integração cerebral – de subsistemas psicomotrizes – faz emergir os movimentos envolvidos na emissão oral de palavras e, também, na escrita de letras. Dessa forma, entende que problemas de aprendizagem podem ser ocasionados por desordens práxicas ou psicomotoras.

Segundo esse autor, problemas relacionados à aprendizagem da leitura e da escrita podem ser reconhecidos por vários sintomas, como dificuldades em discriminar formas, tamanhos e cores, dificuldades em *distinguir* a figura-fundo, problemas de noção corporal, dificuldades na coordenação de movimentos.

Johnson e Myklebust relatam que problemas de leitura e escrita podem decorrer de uma disfunção cerebral relacionada ao sistema nervoso central. Para os autores, existe uma ligação entre tais problemas e os sistemas cerebrais envolvidos com a audição, a visão e o tato. Nesse sentido, afirmam que, além da dificuldade em ler e escrever, crianças com distúrbios de aprendizagem podem apresentar vários sintomas, como distúrbios de memória, problemas de orientação espacial e/ou temporal, bem como os de lateralidade.

Para Stelling,[6] a linguagem é adquirida progressivamente e seu desenvolvimento depende do *amadurecimento* do sistema nervoso central. Segundo a autora, a dificuldade de leitura e escrita pode estar relacionada a um processo maturacional, o qual pode ser considerado diante de fatores que dizem respeito ao desenvolvimento global da criança: percepção, atenção, memória, imaginação, motricidade, esquema corporal, lateralidade, espacialidade e ritmo.

Ellis destaca que a dislexia é uma dificuldade incomum na aprendizagem da leitura e da escrita em crianças com inteligência normal, audição e visão aparentemente normais e, também, com oportunidades socioculturais e educacionais adequadas. Conforme Ellis, disfunções ou imaturidades neuropsicológicas seriam responsáveis por desordens cognitivas envolvidas no processo de leitura e escrita.

Divergindo de explicações neuropsicológicas, Garcia afirma que poucas evidências empíricas sustentam essa abordagem. De acordo com o autor, tais explicações preocupam-se com aspectos que se distanciam da própria leitura e escrita. Nesse sentido, acabam

6. Ressaltamos que Stelling é fonoaudióloga e não educadora como os demais autores citados nessa parte do capítulo.

trazendo prejuízos, principalmente quando utilizadas em programas de intervenção clínica ou pedagógica.

Acompanhando os posicionamentos assumidos por esses autores, verificamos que, entre convergências e divergências, a área educacional, assim como a médica, aponta para uma imprecisão conceitual em torno dos chamados distúrbios de leitura e escrita. De qualquer modo, parece-nos que tanto a medicina quanto a educação apresentam a mesma tendência: ambas relacionam e destacam aspectos orgânicos envolvidos nos problemas de leitura e escrita. Dessa forma, tendem a localizar tais problemas no próprio aprendiz. Contudo, Moisés e Collares advertem para o fato de os distúrbios de aprendizagem serem construções do pensamento médico, sem evidência empírica, incorporadas pelo sistema educacional.

Além dessa falta de evidência empírica, chama-nos a atenção o fato de a literatura envolvida com essa temática sugerir uma avaliação dos ditos distúrbios de leitura e escrita com base em um enfoque reducionista de linguagem. Pain, por exemplo, para alistar possíveis dificuldades, propõe a execução de tarefas mecânicas, tais como ditado, cópia e montagem de palavras mediante sílabas isoladas. Da mesma maneira, Vallet, para verificar a existência de problemas com a leitura/escrita, sugere atividades descontextualizadas de reconhecimento e discriminação de letras, sílabas e frases soltas, desprovidas de função comunicativa.

Seguindo nessa direção, instiga-nos o fato de os chamados distúrbios de leitura e escrita serem caracterizados à vista de dificuldades na aquisição e na fixação de objetos escritos, como:[7]

- Inversão na ordem das letras
  "calrão" por clarão;
  "areoplano" por aeroplano;
  "farse" por frase.
- Adição de letras e sílabas
  "fiaque" por fique;

---

7. Exemplos dados por Cuba dos Santos e Fonseca.

"aprendendendo" por aprendendo;
"retarilho" por retalho.

- Confusão entre letras de formas semelhantes
  "nas" por mas;
  "moite" por noite.
- União de duas ou mais palavras
  "naminha fazenda" por na minha fazenda;
  "eraumaves" por era uma vez.
- Divisão de palavras
  "a mi nversarrio" por aniversário.
- Omissão de preposições.
- Dificuldade em identificar letras e palavras.

No entanto, todos esses exemplos, interpretados como manifestações de um distúrbio de leitura e escrita, vêm sendo analisados perante uma visão de linguagem que desconsidera a reflexão do aprendiz. Contrariando tal análise, acompanhamos estudos lingüísticos que explicam e interpretam essas mesmas manifestações como eventos que iluminam o próprio processo de construção do objeto escrito. Para tanto, abandonam uma noção fragmentada de linguagem e passam a relacionar a escrita com seu uso efetivo, considerando as suas condições de produção, a sua finalidade comunicativa, bem como a ligação estabelecida entre o autor e o seu leitor.

Nesses termos, passamos a apresentar estudos lingüísticos que, pautados em uma ótica discursiva e interacionista de linguagem, trazem novas possibilidades de reflexão sobre o processo de construção da linguagem escrita. Acreditamos que essa reflexão, embasada na lingüística, nos auxilie a questionar e a confrontar posicionamentos acerca dos problemas de leitura/escrita.

Considerações da lingüística acerca do processo de construção da escrita

De acordo com Cagliari, os alunos estão refletindo sobre as suas atividades a todo instante. Como resultado dessas reflexões, desenvolvem hipóteses que representam a conclusão de um processo de argumentação, o qual aponta ao aluno que ele deve fazer algo de determinado modo e não de outro. Tais hipóteses direcionam o aluno, iluminando o seu processo de aquisição da linguagem escrita. Assim, o autor indica para o fato de a criança ativa estar o tempo todo agindo, refletindo, propondo e levantando suposições, as quais não devem ser encaradas como "erros", mas como tentativas de acerto.

Nesse sentido, as inversões, confusões, omissões e dificuldades lingüísticas aqui citadas, quando analisadas de uma perspectiva de linguagem que privilegie o discurso, deixam de ser vistas como sintomas de uma patologia e passam a ser explicadas como episódios intermediários reveladores das reflexões sobre a escrita que está sendo construída.

Smolka afirma que, no início da aquisição da escrita, o discurso interior é "escrito". Por isso, a produção escrita, nesses momentos, assume características e marcas do movimento discursivo. Ao perceber que pode escrever qualquer coisa, a criança aglutina, omite, hesita, retorna, repete e, nesse trabalho de (re)elaboração, começa a apreender a linguagem escrita. Porém, muitas vezes a escola não considera os processos de construção do conhecimento pelos quais a criança passa e acaba por restringir os espaços de elaboração e interlocução da criança, impondo um só modo de escrever.

O fato, por exemplo, de um aluno escrever "a mi nversarrio" para aniversário – conforme os dados mencionados – denota que ele está se utilizando de algum conhecimento que já tem sobre a escrita como mediador de um processo lingüístico que está sendo apreendido. Esse tipo de fenômeno relacionado à segmentação foi pesquisado por Silva. Segundo o autor, a criança segmenta ora mais, ora menos, seguindo pistas prosódicas da fala. Além disso, o fato de ela segmentar – não escrevendo em bloco – mostra que já consegue fazer uma diferenciação entre a oralidade e a escrita.

Contudo, para que esse tipo de análise seja viabilizado é preciso ter claro como a escrita, a leitura e a oralidade funcionam. Parece-nos que sem essa clareza manuais que buscam explicitar dados sintomatológicos dos distúrbios de leitura e escrita ocupam-se com a medida padronizada do comportamento lingüístico. Assim, tomam o aluno como ser passivo, que precisa memorizar recortes restritos de linguagem.

Instiga-nos o fato de tais manuais não privilegiarem o uso de produções textuais para avaliar problemas de escrita. Ao serem avaliadas com base em recortes lingüísticos separados de uma situação contextualizada, as crianças não têm oportunidade de escrever significativamente, ou seja, não podem imaginar um interlocutor para direcionar sua atividade escrita. Dessa forma, tal atividade acaba transformando-se em uma tarefa mecânica, desprovida de função comunicativa.

Segundo Coudry, práticas avaliativas, orientadas por condutas descontextualizadas que não abrem espaço para interferências nem para representação do interlocutor, vão deixando, cada vez mais obscuras, para o aluno, as diferenças existentes entre a oralidade e a escrita. Em função disso, a oralidade interfere, continuamente, na escrita desses alunos.

Nesse sentido, Coudry e Scarpa alertam para determinados procedimentos utilizados em avaliações de linguagem que, ao desconsiderarem operações específicas dos sujeitos examinados, interpretam inadequadamente fatos lingüísticos. Dependendo da concepção de linguagem assumida, tais fatos que denotam reflexões sobre a escrita são interpretados como erros que acabam, muitas vezes, sendo sistematizados como manifestações patológicas.

Confirmando essa posição, Keiralla ressalta que vários alunos diagnosticados como portadores de um distúrbio de leitura e escrita são rotulados em função de pré-diagnósticos pedagógicos embasados no senso comum e confirmados por profissionais de diversas áreas – médica, fonoaudiológica, psicológica –, com base em avaliações equivocadas da linguagem.

Embora não seja nosso intento generalizar o que estamos considerando um equívoco de avaliação, apontamos para a necessidade de refletir sobre essa questão. Com a pretensão de dar o primeiro passo a caminho dessa reflexão, fazemos a seguir uma análise lingüística de três textos produzidos por alunos que se encontram em processo de construção da escrita.

Para analisarmos esses textos, consideramos, de acordo com Geraldi, três tipos de operações relacionadas às ações que os sujeitos exercem com e sobre a linguagem. Tais ações são evidenciadas segundo reflexões lançadas sobre a linguagem, podendo ser classificadas em "lingüística", "metalingüística" e "epilingüística". A primeira busca enfatizar o sentido do assunto tratado durante a atividade dialógica; a segunda volta-se para a classificação e a conceituação da linguagem, suspendendo o interesse pelo processo interlocutivo; e, por fim, a terceira resulta de reflexões sobre os recursos expressivos utilizados no texto.

Para o autor a língua se revela no texto quer como conjunto de formas, quer como discurso que remete a uma relação intersubjetiva. Portanto, entendemos o texto como centro de todo processo de ensino–aprendizagem.

Nesse sentido, buscamos embasamento na Lingüística Textual, que se distancia do estudo de palavras e frases isoladas e toma, por objeto de investigação, o texto como unidade básica da lingüística. Assim, segundo Baeugrande e Dressler, Koch e Travaglia, e Fávero, tomamos o texto como qualquer passagem falada ou escrita que, em dado processo de interação, forma um contínuo comunicativo, independentemente de sua extensão.

Conforme os autores, vários fenômenos lingüísticos só podem ser explicados no interior de seqüências textuais, pois é por meio de textos que o homem se comunica. Dessa forma, afirmam que diferente de uma simples composição de frases, o texto é um contínuo comunicativo caracterizado por elementos de textualidade. Dentre tais elementos, ressaltamos a coerência – entendida como unidade textual – e a coesão – responsável por estabelecer relações entre as partes do texto.

De acordo com Koch e Travaglia esses elementos podem ser entendidos como duas faces do mesmo fenômeno: a coerência –

diretamente ligada à possibilidade de estabelecer um sentido ao texto – relaciona-se com a coesão, que assinala a conexão entre as diferentes seqüências textuais. Nessa direção, tomando as noções de coerência e coesão como fundamentais para a caracterização de uma unidade de sentido, procuramos enfatizá-las para analisar as produções escritas apresentadas aqui.

Além disso, tendo em vista que os sujeitos apresentam mecanismos diferenciados para estabelecer relações com a representação escrita da linguagem, pretendemos considerar a singularidade dos dados apresentados. Para tanto, embasamo-nos no estudo de Abaurre, Fiad e Mayrink-Sabinson, que trata da relevância dos dados singulares da escrita inicial.

E, finalmente, visando analisar esses dados iniciais e melhor explicar as operações lingüísticas realizadas pelos alunos, cujos textos estão apresentados a seguir, tomamos como referência os estudos de Cagliari, Abaurre e Silva. Com esses estudos, queremos analisar os erros que aparecem nas produções escritas dos alunos, não como sintomas de um distúrbio, mas como hipóteses lançadas sobre a escrita que está sendo construída no interior do próprio texto.

Análise de produções escritas

Antes de passarmos para a análise propriamente dita, convém esclarecermos que os três textos apresentados aqui foram elaborados por alunos – dois de pré-escola e um de 1ª série do Ensino Fundamental – matriculados em uma escola situada na cidade de Curitiba, Paraná.

Os textos analisados foram produzidos em sala de aula, mediante proposta feita pela própria professora, que sugeriu uma produção baseada em assuntos que estavam sendo tratados e discutidos pelos alunos, na ocasião em que estávamos coletando dados para elaboração deste trabalho.

Com relação à escola, queremos dizer que ela concebe a criança como alguém que reflete a escrita e age sobre ela. Nesse sentido, compreende a alfabetização como um processo que implica constituição do sentido, dependente da interação estabelecida com o outro por meio da atividade de escrita.

TEXTO 1 – produzido em 10 de agosto de 2000, por uma criança de pré-escola, reconhecida pelas iniciais H.T.S.

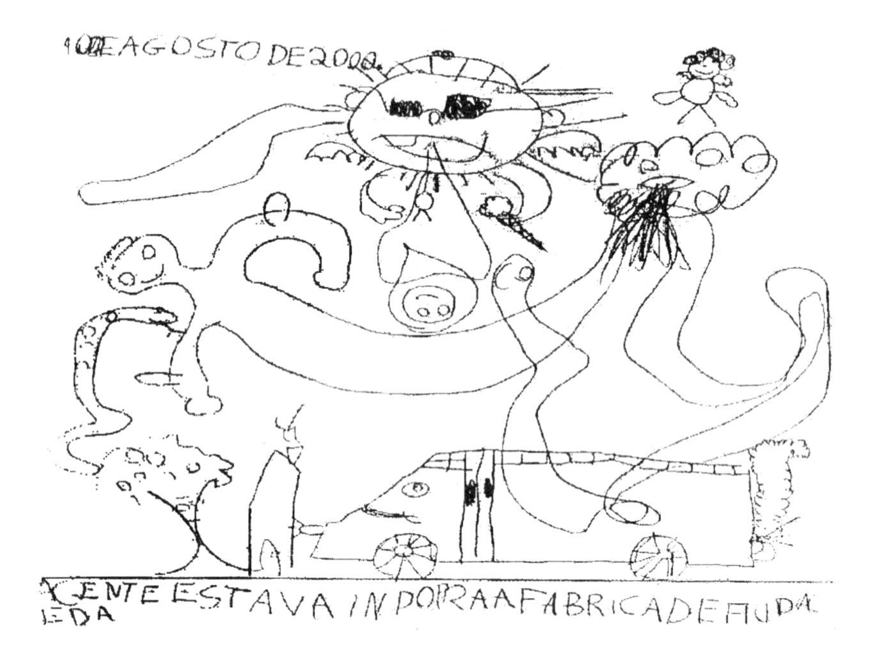

AGENTEESTAVAINDOPRAAFABRICADEFIUDACEDA
(A gente estava indo para a fábrica de fio da seda.)

Depois de terem visitado uma fábrica, a professora pediu às crianças que fizessem um desenho, ilustrando tal atividade. Em seguida, solicitou aos alunos que escrevessem sobre a visita, na própria folha desenhada. Nesse sentido, tendo em vista tal contexto, bem como o desenho elaborado por H.T.S., é possível entender sua produção escrita como um todo significativo.

Vale comentarmos que, independentemente de sua extensão, o texto é uma unidade lingüística significativa. Portanto, a produção de H.T.S. configura-se como tal, pois preenche seu propósito comunicativo.

Quanto aos erros gráficos cometidos pela criança, percebemos que sua escrita está bastante vinculada à oralidade, pois se baseia no contínuo da fala e, por isso, aparece marcada pela hipossegmentação. Muitas vezes, as crianças juntam palavras formando uma só, na medida em que se utilizam da fala para tentar resolver questões relativas à escrita. Contudo, a fala não dá pistas de como as palavras de um enunciado se separam, na produção escrita. Conforme já apontado, esse processo é considerado comum no início da aquisição da escrita, quando a criança costuma segmentar de acordo com as hipóteses que constitui acerca do objeto escrito.

Além disso, por estar baseada na fala é que, provavelmente, H.T.S. escreve "fiu" para "fio". A troca de "u" por "o" pode ser explicada em decorrência de uma transcrição fonética, pois nesses contextos – em trava de sílaba ou final de palavra – os fonemas /**i**/ e /**u**/ se neutralizam, estando essa neutralização implementada na fala da grande maioria dos falantes da língua.

Finalmente, a troca de "c" por "s" na palavra "seda" pode ser entendida como um fato corriqueiro na escrita inicial, possivelmente pelas diferentes formas de representação do som [s] – "ss", "c", "sc", entre outras –, demonstrando falta de domínio ortográfico.

Embora a análise desse primeiro texto nos leve a perceber que H.T.S. não domina a convenção da escrita, não podemos tomar seus "erros" como sintomas de um distúrbio. Abaurre, Fiad e Mayrink-Sabinson, ao analisarem textos espontâneos produzidos por diversas crianças, apontam para o fato de que os erros dos alunos são preciosos indícios do início da aquisição da escrita. Esses indícios constituem-se como registros dos momentos em que a criança, segundo sua relação com o outro e com a própria escrita, torna evidente a manipulação que faz da linguagem.

TEXTO 2 – produzido por uma criança – identificada pelas iniciais S.C.F. – de pré-escola, em 10 de outubro de 2000.

O CA SADO RO MA TO U O LOBO

O CA SADORO MA TOU O LOBO
(O caçador matou o lobo.)

Depois de ter narrado o conto *Chapeuzinho Vermelho*, a professora pediu a seus alunos que produzissem um texto, (re)contando como o Lobo Mau havia morrido. Nesse contexto, S.C.F. produziu o texto 2. Do ponto de vista discursivo, podemos constatar o fato de essa criança considerar o outro no processo de interação, pois, levando em conta a proposta da professora, (re)constrói a parte da história que esclarece a morte do Lobo.

Cumpre dizermos que a intertextualidade, como fator de coerência, pode ser claramente detectada no texto produzido por S.C.F., pois, na medida em que esteve em contato com a história contada pela professora, tomou-a como ponto de partida para (re)contar parte dela.

Com referência aos aspectos gráficos, percebemos hipersegmentações nas palavras "caçador" e "matou", evidenciando que essa criança está pautada nos aspectos prosódicos da fala. Contudo, o fato de segmentar, ainda que sem seguir os padrões convencionais, mostra que ela já reconhece alguma diferença entre a escrita e a oralidade, conforme aponta Silva.

Ainda sobre os aspectos gráficos, a criança escreve "casadoro" para "caçador". O fato de S.C.F. usar a letra "s" no lugar de "ç" pode ser relacionado à falta de domínio que ainda apresenta diante da convenção ortográfica. Além disso, a palavra "caçador" termina com uma sílaba que se constitui de forma complexa (CVC), e Abaurre afirma que a criança tende a produzir sua escrita inicial de acordo com a forma canônica da língua (CV). Portanto, o fato de o aluno acrescentar a letra "o" no final da palavra, deixando a sílaba final terminar em uma vogal, pode ser explicado como uma tentativa de seguir a ordem canônica da língua.

As hipóteses levantadas por S.C.F. são interpretadas como episódios intermediários, típicos de quem está aprendendo. Levando em conta os processos pelos quais a criança passa na aquisição da escrita, passamos a entender os erros como atividades epilingüísticas. Elas resultam de reflexões sobre os recursos expressivos utilizados no texto e por elas podemos reconhecer o percurso singular que cada criança trilha para apreender a linguagem escrita.

TEXTO 3 – produzido, em 31 de outubro de 2000, por um aluno – A.S. – da 1ª série do Ensino Fundamental.

(Lá na Antártida tem foca e tem pingüim e lá tem muito gelo e os pingüins fazem ninho e o elefante marinho é carnívoro e ele não morde tem um menino que nasceu no barco e o menino foi na Antártida quando ele chegou lá na Antártida ele brincou com os pingüins e escorregou.)

O texto 3 foi produzido com base em uma solicitação feita pela professora, após discutir, com seus alunos, questões em torno do tema Antártida. Sem a determinação de uma tipologia textual, verificamos que A.S. mostrou-se capaz de escrever um texto significativo, mantendo unidade temática.

Para garantir progressão textual, A.S. utiliza-se de elementos seqüenciais: "quando" e "e". Além disso, estabelece relações anafóricas, segundo as quais o termo "ele" – usado duas vezes – refere-se a "elefante marinho" e, depois, a "menino". Verificamos também o estabelecimento de relações catafóricas: o artigo indefinido "um", por exemplo, remete-se à expressão "menino". Em seguida, A.S. usa o artigo definido "o", para aludir à mesma expressão. Assim, esse aluno demonstra que sabe usar apropriadamente recursos coesivos, produzindo uma seqüência textual com coerência e coesão.

Com relação às inadequações de ordem gráfica, podemos entendê-las como resultantes de um processo de reflexão sobre a escrita. Ao aprender a escrever produzindo textos espontâneos, conforme Cagliari, a criança aplica uma atividade reflexiva e apega-se a regras que revelam utilizações possíveis do sistema de escrita do português. Tais regras são extraídas de usos ortográficos que a própria escrita apresenta ou, ainda, de realidades fonéticas, num esforço da criança para fazer uma aproximação entre letra e som.

Assim, A.S. modifica a estrutura segmental de alguns vocábulos escrevendo, por exemplo, "ala" em vez de "lá"; "carnivo" para "carnívoro"; "oscorecou" no lugar de "escorregou" e "mode" para "morde". De acordo com Cagliari, erros de troca, supressão, acréscimo e inversão de grafemas representam maneiras de escrever das quais a criança dispõe pelo fato de ainda não dominar bem o uso de certas letras. Portanto, tais inadequações não indicam sintomas de anormalidades, mas revelam que a criança se aproxima da escrita convencional, não fazendo escolhas gráficas aleatórias.

Considerações finais

Este capítulo, impulsionado por uma inquietação relacionada à clínica fonoaudiológica voltada ao atendimento de crianças rotuladas como portadoras de distúrbios de leitura e escrita, procurou ressaltar o papel que estudos lingüísticos podem desempenhar, tanto para analisar os dados, como para iluminar o trabalho terapêutico e/ou pedagógico de profissionais envolvidos com o processo de aquisição da linguagem escrita.

Primeiramente, ao fazermos um breve exame na literatura que trata de questões relativas aos distúrbios ou às dificuldades de leitura/escrita, constatamos falta de consenso explicativo (etiológico), descritivo (sintomatológico) e terminológico em torno de tais distúrbios.

Em seguida, verificamos a maneira equivocada pela qual manuais envolvidos com essa temática vêm propondo avaliar crianças em processo de aquisição da escrita. Assim, questionamos a visão de sujeito/passivo e de língua/código que se assenta em práticas mecânicas de repetições, nomeações, cópias e ditados, desconsiderando a atividade do aprendiz.

Nesse sentido, pretendemos chamar a atenção para o fato de que vários alunos acabam sendo rotulados como "problemas", portadores de dificuldades ou distúrbios. Porém, o estudo criterioso das produções textuais de alguns deles nos leva a questionar a veracidade de tais dificuldades. Mediante um processo de avaliação mais amplo e rigoroso, que concebe a linguagem como discurso e interação, entendemos que muitas crianças diagnosticadas como portadoras de distúrbios de aprendizagem podem estar sendo vítimas de apreciações e diagnósticos equivocados.

A análise das produções escritas dos sujeitos dessa pesquisa nos auxilia a enfatizar a importância de tomarmos o texto como objeto de avaliação, pois entendemos que é por meio dele que o aluno consegue imaginar um interlocutor para comunicar suas necessidades, opiniões e seus desejos. Além disso, no interior das produções textuais, é possível perceber com mais clareza que muitos dos "erros" cometidos pelos aprendizes podem ser entendidos como hipóteses que podem iluminar o processo de construção da escrita.

Referências bibliográficas

ABAURRE, M. B. M. A relevância dos critérios prosódicos e semânticos na elaboração de hipóteses sobre a segmentação na escrita inicial. *Boletim da Abralin* n. 11, pp. 203-17, 1991.

ABAURRE, M. B. M.; FIAD, R. S.; MAYRINK-SABINSON, M. L. T. *Cenas de aquisição da escrita: o sujeito e o trabalho com o texto.* Campinas: Mercado de Letras, 1997.

ANTONIUK, S. A. *III Curso de Distúrbios do Comportamento.* Temas principais – Dislexia e distúrbios de linguagem. Anotações de palestra. Curitiba, 2000.

BAEUGRANDE, R. A.; DRESSLER, W. U. *Introduction to text linguistics.* Londres, Longman, 1981.

CAGLIARI, L. C. *Alfabetização e lingüística.* São Paulo: Scipione, 1989.

_________. *Alfabetizando sem o bá-bé-bi-bó-bu.* São Paulo: Scipione, 1999.

CONDEMARIN, M.; BLOMQUIST, M. *Dislexia: manual de leitura corretiva.* Porto Alegre: Artes Médicas, 1986.

COUDRY, M. I. H. Dislexia: um bem necessário. *Estudos lingüísticos XIV.* Anais do Seminário do GEL: Campinas, 1987.

COUDRY, M. I. H.; SCARPA, E. M. De como a avaliação de linguagem contribui para inaugurar ou sistematizar o déficit. In: ROJO, R. H. R.; CUNHA, M. C.; GARCIA, L. M. *Fonoaudiologia e lingüística.* São Paulo: Educ, 1990.

CUBA DOS SANTOS, C. *Dislexia específica de evolução.* 2ª ed. São Paulo: Sarvier, 1987.

CYPEL, S. Aprendizado escolar: aspectos neurológicos. In: *A neurologia que todo médico deve saber.* São Paulo: Maltese, 1991.

ELLIS, W. A. *Leitura, escrita e dislexia: uma análise cognitiva.* Porto Alegre: Artes Médicas, 1995.

FARIAS, A. C. *Intercorrências neurológicas e os processos educacionais.* Transcrição de palestra proferida na Prefeitura Municipal de Curitiba, 2000.

FÁVERO, L. L. *Coesão e coerência textuais.* São Paulo: Ática, 1995.

FONSECA, V. *Introdução às dificuldades de aprendizagem.* 2ª ed. Porto Alegre: Artes Médicas, 1995.

FREIRE, R. M. A metáfora da dislexia. In: *Tratado de fonoaudiologia.* São Paulo: Roca, 1997.

GARCÍA, J. N. *Manual de dificuldade de aprendizagem: leitura, escrita e matemática.* Porto Alegre: Artes Médicas, 1998.

GERALDI, J. W. *Portos de passagem.* São Paulo: Martins Fontes, 1995.

JOHNSON, D. J.; MYKLEBUST, H. R. *Distúrbios de aprendizagem.* São Paulo: Edusp, 1983.

KEIRALLA, D. M. B. *Sujeitos com dificuldades de aprendizagem × sistema escolar com dificuldades de ensino.* Campinas, Unicamp (Tese de Doutorado), 1994.

KOCH, I. V.; TRAVAGLIA, L. C. *A coerência textual.* São Paulo: Contexto, 1996.

MARTINS-PEREIRA, M. A. *Dislexia-Disortografia*. Coimbra: Fundação Calouste Gulbenkian, 1995.

MOISÉS, M. A.; COLLARES, C. A. L. A história não contada dos distúrbios de aprendizagem. *Cadernos Cedes* n. 28, pp. 31-47, Campinas: Papirus, 1992.

PAIN, S. *Diagnóstico e tratamento dos problemas de aprendizagem*. Porto Alegre: Artes Médicas, 1985.

PAMPLONA-MORAES, A. M. *Distúrbio da aprendizagem: uma abordagem psicopedagógica*. São Paulo: Edicon, 1997.

SILVA, A. *Alfabetização: a escrita espontânea*. São Paulo: Contexto, 1991.

SMOLKA, A. L. B. *A criança na fase inicial da escrita: alfabetização como processo discursivo*. 9ª ed. Campinas: Cortez, 2000.

STELLING, S. *Dislexia*. Rio de Janeiro: Revinter, 1994.

VALLET, R. E. *Dislexia: uma abordagem neuropsicológica para a educação de crianças com graves desordens de leitura*. São Paulo: Manole, 1989.

3

A interface entre oralidade e escrita: reflexões fonoaudiológicas

ANA PAULA FADANELLI RAMOS

A motivação para escrever este capítulo vem dos tempos de estágio universitário, mais precisamente 1987. Na época, a descoberta da obra de Ferreiro e Teberosky trouxe fim (momentâneo) a uma longa angústia e insatisfação que me invadia com aquela lista de testagens indicadas, pela docente da área de escrita, sem que eu pudesse identificar um modelo teórico explicativo no qual se justificasse testar tantas habilidades visuais, auditivas e motoras nas crianças e nos adolescentes. Eu era uma acadêmica inquieta e, por vezes, petulante com a pobre docente, que se via em apuros com perguntas sobre o porquê de um item, considerado mais difícil em um teste de prontidão, ser resolvido com maior facilidade pelas crianças do que o anterior, teoricamente mais fácil. Ou por que testar a pronúncia de uma palavra como Nabucodonosor como prontidão para a escrita.

Hoje, considerando minha experiência como docente, reconheço a impropriedade de algumas perguntas quanto à forma impetuosa e arrogante que, na época, não considerava a experiência, a formação e a boa vontade da professora, sem dúvida, um exemplo pessoal e profissional. No entanto, as perguntas eram pertinentes e me levaram a outras questões fundamentais que, em estudos seguintes na área de linguagem, pude responder, mesmo que parcialmente. Essas questões eram avaliadas à exaustão e montavam-se planos terapêuticos ou, para ser mais precisa, sessões de treinamento auditivo e visual para que as crianças melhorassem aquelas habilidades sem que houvesse uma clareza da conexão e da importância delas para a aquisição/aprendizagem[1] da escrita. Não raramente, as crianças melhoravam nos testes sem, contudo, evoluir na aquisição da linguagem escrita.

Nesse sentido, a retomada histórica da área de reabilitação de linguagem tem uma importância crucial. Quando descobri as influências às quais a fonoaudiologia estava exposta nos procedimentos de caracterização e terapia de distúrbios, pude entender melhor a razão de testar habilidades sensoriais e motoras.

Bryant e Bradley já sinalizavam algumas questões sobre os distúrbios de leitura na criança. Eles afirmavam que o interesse por habilidades visuais, por exemplo, decorria de profissionais da educação terem apresentado a hipótese de déficits visuais como ponto central na explicação de casos de crianças inteligentes que não aprendiam a ler e a escrever. Na busca de respostas à sua hipótese, os autores foram auxiliados por médicos que lidavam com a visão. Isso explica a força das hipóteses orgânicas para os distúrbios de leitura e escrita. Nesse mesmo quadro, pode-se imaginar como surgiu a hipótese de déficits auditivos, de produção de palavras, de memória e de atenção. Áreas da medicina como a neurologia, a otorrinolaringologia, a pediatria e a oftalmologia esforçaram-se em investigar patologias orgânicas que justificassem os déficits de linguagem oral e escrita. Sua competência, somada à concepção do dom muito presente na educação, pode justificar a grande investida na busca do orgânico. Cabe ressaltar que não se pode nem se deve negar essa busca,

---

1. Falo em aquisição/aprendizagem porque o primeiro termo refere-se ao que se dá de modo mais natural, sem uma estruturação formal. Já no segundo quero evocar a estruturação ambiental escolar, na qual se visa ao aprendizado de conceitos e habilidades. Lecours, Melançon e Parente fazem essa distinção ao afirmar que o desenvolvimento da linguagem oral é natural e o da escrita é mais formal e estruturado.

mas é preciso investigar paralela ou até prioritariamente os fatores ambientais, sobretudo familiar e escolar, pois neles reside a possibilidade de mudança do sujeito. O que quero dizer é que, mesmo que um sujeito tenha um problema orgânico, ele necessitará de um ambiente mais planejado para poder desenvolver suas potencialidades, pois seria absolutamente improdutivo um ambiente que se preocupe em rotulá-lo como deficitário, já que déficits não podem ser desenvolvidos, mas precisam ser conhecidos para que possam ser superados.

Bryant e Bradley afirmavam ainda, em relação aos déficits visuais gerais, que nada foi provado. Também o fato de problemas visuais, como a direcionalidade de letras como p, q, d, b, serem mais comuns em crianças com distúrbios de leitura do que em seus pares em desenvolvimento típico foi negado. Isso, no entanto, para os autores, não impediu a difusão de métodos multissensoriais no ensino de crianças com distúrbios de leitura.

Particularmente, ainda lembro das letras confeccionadas em lixa para o trabalho tátil, ou da imitação corporal da letra para memorização, como sugestões de técnicas terapêuticas.

Em relação à memória, Bryant e Bradley ainda indicavam a possibilidade de uma relação interativa com o distúrbio de leitura e não causal, já que os estudos na área levavam em conta a comparação com pares normais de mesma idade cronológica e não com a mesma habilidade de leitura. O fato é que ler desenvolve a habilidade visual e a memória, bem como a consciência da língua, conforme se vê em muitos autores.

Atualmente, mais do que encontrar déficits, busca-se falar de características, individuais ou de grupo, que levem o sujeito a processar a informação escrita dessa ou daquela maneira. Ressalto, no entanto, que tais características não devem ser investigadas sem uma correlação com fatores ambientais nos quais foram desenvolvidas, pois só uma visão radicalmente inatista, ou seja, de que todo o conhecimento seria inato, justificaria a pesquisa de um desvio apenas com base nas habilidades genéticas do sujeito.

Nesse sentido o trabalho de Ferreiro e Teberosky foi fundamental, pois demonstrou, além de habilidades, toda uma construção conceitual que a criança tem de fazer para poder chegar à hipótese alfabética e que, por exemplo, métodos alfabéticos podem ser desastrosos em crianças que se encontrem em etapas pré-silábicas. Surgia à cena, então, o ambiente escolar e sua metodologia de alfabetização. Alguns, empolgados, passaram a negar radicalmente a existência de crianças com distúrbios de leitura e escrita. Por certo o número era bem menor do que se imaginava e dificuldades pedagógicas eram a etiologia dos *distúrbios* das crianças na maioria das vezes.

Nesse contexto, o fonoaudiólogo, em emergência, surgiu como o especialista para a terapia dos distúrbios e, se não tomasse cuidado, poderia legitimar uma pedagogia inadequada em grande parte dos casos. Talvez esse tenha sido um dos motivos pelos quais me sentia tão mal em atender crianças com distúrbios de aprendizagem nos estágios. O fato de não poder interferir na escola ou sequer ter acesso aos métodos utilizados para saber se o problema era do sujeito, da escola, ou de ambos causava a sensação de estar contribuindo para a continuidade da rotulação e discriminação dos sujeitos com dificuldades de aprendizagem. Na época, não era usual a atuação fonoaudiológica na escola, nem havia uma perspectiva imediata em fazê-lo. A concepção dominante de terapia era a de tratamento, ou seja, o sujeito tinha um déficit que o fonoaudiólogo deveria eliminar ou minimizar. Por outro lado, eu atendia dois sujeitos cujas razões da má aprendizagem eram de ordem emocional. Ambos saíam-se muito bem em tarefas executadas em situações não estressantes, mas podiam simplesmente decidir não fazer um teste em sala de aula. Lembro-me de que a minha visita à escola de um dos dois foi fantástica porque encontrei uma educadora que percebeu isso e me afirmou que o sujeito iria para a 2ª série, pois sua única dificuldade era com os testes. Tive sorte e os dois sujeitos, bem assessorados pela psicóloga do nosso serviço,[2] puderam superar seus conflitos e alcan-

---

2. Gostaria de citar a profa. Maria Aparecida Funck com um agradecimento pela amizade sincera e pelos ensinamentos valiosíssimos na minha formação acadêmica e de pesquisadora.

çar a escrita. Na época tenho certeza de que a fonoaudiologia podia fazer pouco por eles como "técnica". O que consegui fazer foi ouvir a psicologia e levar a percepção da falsidade orgânica de seus déficits para a escola. Recordo-me de que fiz, como era exigência do estágio, todos os testes indicados, bem devagar e em momentos que julguei apropriados para aplicá-los. Saíram-se muito bem, ao contrário dos testes escolares e das avaliações neurológicas, nas quais um dos sujeitos nunca obtinha êxito. Ele não conseguia ficar em um pé só no exame neurológico evolutivo, pois ficava tenso com a situação, mas conseguia jogar futebol, durante a sessão, saltando em um pé só. Questionei as observações do neurologista sobre ele não ter evoluído e isso se dever à situação de testagem e não às suas habilidades. Além disso, como se poderia explicar que ficar num pé só mede alguma habilidade importante para a aquisição/aprendizagem da língua escrita, se portadores de paralisia cerebral lêem?

Voltamos, portanto, à questão de quais habilidades são necessárias para ler e escrever.

É claro que o ato de escrever exige habilidades motoras, mas distúrbios motores podem, no máximo, justificar problemas na uniformidade e clareza da letra (disgrafia), mas não trocas de letras ou a não-construção da escrita como sistema, salvo em lesões que impeçam qualquer praxia manual.

Por outro lado, questões afetivas podem levar a distúrbios de atenção, memória, percepção, muitas vezes momentâneos e vinculados à situação de testagem propriamente dita, em especial ao vínculo com o examinador.

Ainda, antes de concluir essa questão das habilidades, gostaria de tocar em alguns pressupostos sobre habilidades auditivas e de produção de fala.

Bryant e Bradley, ao explorar os déficits em habilidades, afirmavam que o fato de as crianças com distúrbios de leitura se saírem mal em testes verbais não justifica uma hipótese do tipo causa e efeito entre distúrbio de linguagem oral e distúrbio de linguagem escrita. Os autores ressaltam que o déficit em leitura pode deixar a criança sem experiências lingüísticas que são utilizadas de modo relevante em testes verbais. Eles dizem algo fantástico sobre os livros: "Os livros estabelecem linhas de raciocínio com uma coerência que deve ser bastante rara nas conversas que as crianças pequenas escutam" (Bryant e Bradley, 1987, p. 9). Nesse ponto, parece que, mais do que encontrar déficits, as afirmações dos autores, embora defendam testes, levam a indagar sobre a possibilidade de não realizar testes mas observar as habilidades, se for o caso, durante os atos de ler e escrever. Talvez alguns testes possam medir habilidades importantes, como as auditivas, mas eles devem ter uma boa base teórica e experimental para que se tenha certeza de que a habilidade que se deseja testar está sendo testada e de qual sua contribuição na leitura e na escrita.

Esse é o caso de habilidades como a percepção da fala. Morais relaciona a aprendizagem do código alfabético com a percepção da fala, afirmando que esta envolve representações não conscientes dos fonemas e a segunda exige tal consciência. Isso explicaria por que a fala é adquirida facilmente enquanto a linguagem escrita necessita de ensino formal.

Bryant e Bradley propunham que, para ler, uma criança precisa ser capaz de distinguir e recordar a aparência visual de diferentes letras e palavras; tem de relacionar letras do alfabeto a sons (fonemas) e precisa fazer deduções sobre o significado.

Perfetti diz que ler envolve o reconhecimento de palavras (acesso ao léxico mental) e a compreensão do que é reconhecido. Lecours, Tainturier, Parente e Vidigal afirmam que a construção do léxico mental depende de fatores socioambientais como a escolarização e as características de cada língua. Com base nessas afirmações, não se pode negar a influência da aquisição da linguagem oral no posterior desenvolvimento da leitura e da escrita, ou seja, quanto mais rico o conhecimento da língua oral, maior a base sobre a qual se estabelecerão habilidades para a leitura e a escrita. Assim, por exemplo, pode-se imaginar que uma criança que tenha acesso a um desenvolvimento narrativo rico, à poesia e à música decerto contará com uma consciência fonológica mais desenvolvida, poderá ter trabalhado mais suas capacidades de interpretação e o estabelecimento de significados, enriquecerá sua memória, tanto na modalidade auditiva como na visual (os livros são bons estímulos mesmo quando não lemos), e terá um léxico maior. Com certeza essa criança entraria no processo de alfabetização com habilidades importantes. Por isso, cabe perguntar: Por que não se mensuram as habilidades dos bons leitores para ver como as utilizam na leitura e na escrita? Por que não acompanhar mais o processo do que apenas medir habilidades?

Os estudos da psicologia cognitiva tentam responder em parte à primeira questão ao buscar características e não apenas déficits. Ao estudar rotas de leitura fonológica e lexical, Salles estabeleceu relação entre estas e a compreensão, tempo de leitura e consciência fonológica. Seus resultados evidenciaram que a consciência fonológica, principalmente na tarefa de exclusão fonêmica, mostrou-se o melhor predictor do desempenho na leitura de palavras e na compreensão da leitura. Vale ressaltar de seu trabalho a qualidade de não examinar essas habilidades de modo isolado ao contexto, controlando a variável escolaridade e o método de trabalho escolar quanto a uma abordagem mais explícita (fônica) ou não (linguagem integral) da descoberta do fonema. A autora encontrou uma forma de tratamento misto nas escolas pesquisadas, que possuíam uma abordagem construtivista. Com isso, seus resultados revelaram a possibilidade de investigar características processuais das crianças sem desconsiderar o ambiente escolar e familiar. Seu trabalho demonstrou que a utilização de testes pode ser produtiva se tiver uma base teórica e um modelo de processamento de linguagem que conecte a habilidade testada com a habilidade ausente ou precária.

Vê-se, nesses últimos estudos, que há uma evolução da posição calcada em hipóteses apenas orgânicas e que ler e escrever não são apenas os atos de decodificação e codificação de língua oral-escrita mas um processo de significação, pois mesmo com enfoque não discursivo as abordagens cognitivistas versam sobre um processo no qual o sujeito é ativo e busca significar. Assim, parece romper-se, ao menos parcialmente, a concepção de base dos estudos, nos quais se procurava só uma justificativa orgânica dos distúrbios de linguagem. Esses estudos buscaram caracterizar o processamento de leitura e escrita que diferenciasse os melhores e os piores leitores e indicasse providências no ambiente que dessem conta de transformar os últimos em leitores, ao menos, razoáveis.

Considerando a segunda questão, a resposta é mais complexa, pois envolve uma concepção de mundo. Isso talvez explique o direcionamento da pesquisa anglo-saxônica para questões das habilidades auditivas, visuais e motoras, o que exerceu larga influência no Brasil. Em primeiro lugar, em função de uma concepção educacional mais behaviorista na qual se dá prioridade ao sensorial e à organização do estímulo. Assim, pode-se imaginar que a forma é priorizada por esse tipo de visão e que visões próximas à psicologia cognitivista, cuja repercussão pedagógica pode ser identificada no construtivismo, privilegiam o conteúdo. A resposta, portanto, para a segunda pergunta depende da concepção educacional do leitor. O que é mais importante: falar ou falar certo, compreender ou ouvir sons com precisão, compreender e interpretar o lido ou identificar grafemas? Ao admitir que ouvir, falar, ler e escrever possui como objetivo significar, não resta dúvida de que uma concepção que priorize o conteúdo é fundamental. É importante, no entanto, pontuar que dar prioridade ao conteúdo não significa descuidar a forma.

Com isso pode-se abordar uma terceira questão afirmando que o processamento da forma deve estar a serviço do processamento do conteúdo e se ele, por algum motivo, trouxer um impedimento a este, deve ser investigado e reestruturado. No entanto, a investigação não pode perder de vista procedimentos que incluam o significado e conectem as habilidades testadas com os atos de ler e de escrever na avaliação e, sobretudo, na terapia. O problema de muitas testagens, se não estiverem bem fundamentadas teoricamente, é como conectar os resultados das habilidades testadas com a elaboração de estratégias que facilitem o seu desenvolvimento durante a leitura e a escrita com significado, com motivação e, principalmente, com envolvimento afetivo por parte do sujeito aprendiz. Se o próprio terapeuta não entender claramente como mobilizar o sujeito para achar alternativas para um processamento deficitário, como imaginar que o sujeito o faça sozinho? Nesse sentido, ressalto o trabalho excelente da fonoaudióloga Lisete Annes Henriques, que utiliza a narrativa e a animação gráfica como valiosos recursos no processo de acesso à escrita, sobretudo em problemas de forma como a ortografia. Em seu trabalho, a técnica significa realmente prática com reflexão e não tem uma conotação behaviorista, na qual o sujeito não é incluído como alguém ativo no próprio processo de aprendizagem. Aliás este parece ser um engano de muitos que confundem abordagens organicistas com behavioristas e cognitivistas. Enquanto as primeiras abordam a pesquisa de etiologia orgânica e da reabilitação como plasticidade neuronal, a concepção behaviorista é uma visão de aprendizagem e aquisição não só da linguagem, que se converte em um método pedagógico, no qual o sujeito é passivo. Ambas podem ou não andar juntas em uma concepção terapêutica, sendo habitual que andem pela afinidade filosófica que permitem.

Já o cognitivismo é extremamente amplo, pois inclui abordagens piagetianas, neuropsicológicas, entre outras. Focando apenas esses dois exemplos, enquanto a teoria piagetiana aponta uma discussão de competência e construção de conceitos, a neuropsicologia pesquisa o processamento da informação, o que já demanda uma diferenciação bastante extensa. São, portanto, objetos de estudo distintos e, na maioria das vezes, complementares. É claro que uma concepção radicalmente behaviorista é incompatível com uma atitude cognitivista piagetiana, uma vez que esta é norteadora de posicionamentos pedagógicos construtivistas, inconciliáveis com um sujeito passivo.

O papel da família e da escola dependerá, portanto, da concepção educacional. Se behaviorista, ele é prioritário, já que elas serão responsáveis pela estruturação de estímulos adequados para a aprendizagem do sujeito (passivo). Nessa perspectiva, as habilidades do sujeito terão função relevante para a estruturação desses estímulos, o que leva à valorização extrema da pesquisa de habilidades. Se construtivista, o sujeito é ativo e estará em interação com a escola e a família na construção da língua escrita. Nessa perspectiva, a pesquisa sobre o ambiente ganhará força e as habilidades do sujeito terão um papel relativo e conectado ao ambiente. Se o sujeito tem ou não habilidades, o ambiente é responsável e elas deverão ser investigadas com o objetivo de reestruturar o ambiente, tendo como norte a construção de significados para esse sujeito.

A fonoaudiologia, como área terapêutica, apresenta uma posição pedagógica porque tem o objetivo de construir um conhecimento lingüístico, oral ou escrito. Portanto, as concepções behavioristas ou construtivistas não são assuntos exclusivos da educação mas também da fonoaudiologia, e cada um deve descobrir em que acredita. Embora em alguns momentos o fonoaudiólogo possa ocupar uma posição analítica, já que seu saber está relacionado à linguagem, sua posição básica é pedagógica.

Parece, portanto, que o exagero da escola em corrigir a forma e o descaso com o conteúdo decorrem de uma concepção behaviorista, na qual o sujeito não se responsabiliza pelo que faz, sendo tudo uma questão sensorial e de memorização. Em uma concepção construtivista, o sujeito deve ser ativo e necessita comprometer-se com o próprio aprendizado. Tanto forma como conteúdo são importantes, pois devem-se constituir no caminho da significação. É bem verdade que inúmeras escolas confundiram o construtivismo com falta de diretividade e de técnicas mais formais, sobretudo para a ortografia. No entanto, parece que essa confusão é bem menor do que as advindas de concepções behavioristas que levam, muitas vezes, sujeitos a decodificar/codificar sem entender o que estão lendo.

Portanto, se o significado deve ser a prioridade, a questão sobre falar errado levar a problemas de escrita deveria ser secundária. Entretanto, infelizmente, não é. Inúmeras escolas ainda perguntam aos fonoaudiólogos se uma criança que troca na fala pode ingressar na 1ª série. Outras não perguntam, apenas proíbem o avanço do sujeito. A questão é que, muitas vezes, a conscientização de um fonema na escrita pode ser motivadora para sua melhoria na fala, ou seja, falar errado não impede de escrever certo. Claro que pode dificultar, mas o desafio fica colocado ao professor e ao fonoaudiólogo e não apenas ao sujeito aprendiz. Não se pode esquecer o papel reorganizativo do erro na aquisição da linguagem. Lecours, Melançon e Parente definem a linguagem humana como um sistema estruturado de princípios e regras para relacionar som e significado. Regras possuem exceção e necessitam de uma organização que demanda hipóteses e, por conseqüência, erros e acertos.

Mais do que os exageros do behaviorismo, causam maior preocupação alguns estudos que relacionam o processamento auditivo com distúrbios de aprendizagem sem conhecimento dos modelos teóricos de ambas as áreas; sem uma conexão explícita, ao menos na redação dos artigos, entre a habilidade testada na audição e a da linguagem almejada. Seria preciso fazer uma reflexão crítica sobre a necessidade e validade de submeter os sujeitos, sobretudo as crianças, a testagens exaustivas sem uma abordagem teórica de base, correndo o risco de rotular os sujeitos como portadores de distúrbio de processamento auditivo central. Entre os fonoaudiólogos, o uso de rótulos como "déficit", "desvio", "distúrbio" pode ter um valor de caracterização clínica, mas aos não fonoaudiólogos, principalmente os educadores, pode ser discriminatório. Essa é outra questão a discutir.

Utilizo classificações de linguagem que se valem do termo *desvio*. Nem por isso, porém, minha atuação com o paciente é marcada pela busca do orgânico ou da concepção behaviorista. No entanto, concordo com as críticas do grupo interacionista sobre o cuidado no uso de termos carregados de significados exageradamente tecnicistas na profissão.

A última questão é importantíssima quando se percebe que o gosto pela linguagem, sobretudo a escrita, parece decrescente nas turmas de fonoaudiologia com as quais se contata diariamente. A dificuldade de elaborar parágrafos com significado coerente, o desconhecimento de regras ortográficas parecem ser uma conseqüência dessa educação que prioriza a forma sobre o conteúdo, que se afasta da leitura e calca-se no sensorial, antes auditivo (o rádio), agora visuoauditivo (a televisão). É tão fácil ver uma novela, assistir a um filme e tão mais complexo ler um livro. Recordo-me de uma menina de dez anos que disse para sua mãe que preferia ler, porque ao fazê-lo ela imaginava, e ao ver televisão não havia imaginação. Portanto, ler e escrever demanda fantasia e imaginação, gosto por pensar e descobrir. São atividades que desenvolvem habilidades mentais, que trazem cidadania e constituem o ser humano. Se os universitários não gostam de ler e escrever, como poderão motivar um sujeito cujo percurso tem sido malsucedido nesse âmbito?

Creio que a resposta está parcialmente com eles e com o desafio que nos trazem como docentes. Sinto-me em apuros, como a minha professora de escrita, mas o motivo é oposto. Eu a deixava aflita porque lia e pensava, eles, por se negar à descoberta da leitura e da imaginação decorrente.

Parte do entendimento vem da compreensão da educação neste país e da adoção de uma atitude mediadora. Nesse sentido, parece que discursos sobre a importância da leitura, da criatividade não surtem o efeito desejado. São, em geral, adolescentes, filhos do *shopping*, do vídeo isso, vídeo aquilo e, com raríssimas exceções, possuem o hábito de leitura. Talvez um caminho seja aproveitar a afinidade com o vídeo por intermédio da arte cinematográfica com um convite à reflexão.

Em um grupo, discutíamos por que o brasileiro se põe na obrigação de falar outra língua quando chega um estrangeiro, e quando vai a outro país morre de vergonha por não falar o idioma daquele país. Concluímos que a língua portuguesa não tem sido amada como merece, porque sofremos uma crise de identidade. Não se trata de não aprender outras línguas e negar a comunicação com o outro para marcar a identidade cultural. Lembro, em San Sebastián (quando lá estive em 1999), em uma banca de revista, que um basco se negou a falar espanhol comigo e uma colega, em defesa de sua língua, deixou-nos sem informação, apesar de saber que não podíamos falar seu idioma. Parece uma atitude radical. No entanto, que história política está por trás de tudo? Não sabemos. Sabemos a história dos ingleses com os franceses e a nossa com nossos colonizadores.

Essas considerações finais querem indicar que mitos e falácias estão a serviço de concepções pedagógicas, terapêuticas, de sujeito e de mundo, e que a fonoaudiologia necessita discutir isso a fundo enquanto tenta encontrar procedimentos que auxiliem a todos o acesso à linguagem. Devem-se tomar os recursos técnicos como meios e não como fim nas abordagens terapêuticas. Não é preciso negar ou combater o orgânico ou eliminar a técnica, que significa etimologicamente agir com reflexão, mas questionar métodos que confiram ao sujeito um lugar passivo, inclusive nossos métodos pedagógicos na formação de fonoaudiólogos.

Portanto, visões deterministas que rotulam alguém que fala com dificuldade como um mau leitor ou escritor ignoram tanto os estudos da psicolingüística ou neuropsicologia quanto as necessidades de autoria que todos possuem. Se a fonoaudiologia quiser dar uma contribuição real para superar esse estado de coisas, terá de desenvolver sua atuação em uma amplitude maior do que a de consultórios, deverá tornar-se institucional, participando de escolas, por exemplo. Terá de divulgar socialmente seu trabalho e suas propostas. No entanto, para que isso possa ser efetivo, a fonoaudiologia deverá prosseguir nessa revisão de conceitos e concepções de linguagem e de sujeito. Por ser uma disciplina e profissão recente, necessita afirmar-se como ciência.

Referências bibliográficas

BRYANT, P.; BRADLEY, L. *Problemas de leitura na criança*. Porto Alegre: Artes Médicas, 1987.

FERREIRO, E.; TEBEROSKY, A. *Psicogênese da língua escrita*. Porto Alegre: Artes Médicas, 1986.

FIGUEIRA, R. A. Erro e enigma na aquisição da linguagem. *Letras de Hoje*, v. 30, n. 4, pp. 145-52, Porto Alegre: EdiPUCRS, 1995.

LECOURS, A. R.; PARENTE, M. A. M. P. *Dislexia – implicação do sistema de escrita do português*. Porto Alegre: Artes Médicas, 1997.

LECOURS, A. R.; TAINTURIER, M. J.; PARENTE, M. A. M. P.; VIDIGAL, P. Dislexias e disgrafias. In: LECOURS, A. R.; PARENTE, M. A. M. P. *Dislexia – implicação do sistema de escrita do português*. Porto Alegre: Artes Médicas, 1997.

LECOURS, A. R.; MELANÇON, L.; PARENTE, M. A. M. P. Os ares da linguagem escrita. In: LECOURS, A. R.; PARENTE, M. A. M. P. *Dislexia – implicação do sistema de escrita do português*. Porto Alegre: Artes Médicas, 1997.

MORAIS, J. *A arte de ler*. São Paulo: Editora da Universidade Estadual Paulista, 1996.

SALLES, J. F. *O uso de rotas de leitura fonológica e lexical em escolares: relações com compreensão, tempo de leitura e consciência fonológica*. Dissertação de Mestrado do Pós-Graduação em Psicologia do Desenvolvimento da Universidade Federal do Rio Grande do Sul, Porto Alegre, 2001.

4

O uso da informática no processo de aquisição da linguagem escrita do surdo[1]

ANA CRISTINA GUARINELLO
KYRLIAN BARTIRA BORTOLOZZI

A linguagem escrita tem sido motivo de grande preocupação para os pesquisadores da área da surdez, suscitando inúmeros questionamentos sobre as estratégias e os métodos utilizados nos processos de sua aquisição e reabilitação.

Mediante vários estudos, como de Fernandes, Goés, Silva, deparamos com trabalhos referentes à escrita do surdo que privilegiam e evidenciam suas construções "atípicas". Partimos do pressuposto de que tais construções decorrem, muitas vezes, da forma pela qual a linguagem escrita é concebida, por grupos de educadores e de fonoaudiólogos, como código e, portanto, em função das atividades mecânicas e descontextualizadas de leitura/escrita elaboradas e propostas por tais profissionais a indivíduos surdos. Ou seja, podemos acompanhar como alguns profissionais que trabalham com surdos e com a

1. Essa foi uma pesquisa desenvolvida como trabalho de conclusão do curso de Fonoaudiologia pela discente Kyrlian Bartira Bortolozzi da Universidade Tuiuti do Paraná, sob orientação da professora Ana Cristina Guarinello. Durante a elaboração deste trabalho contamos com a colaboração do pró-reitor de Pesquisa e Extensão da PUC-PR.

sua linguagem tomam a língua como um código artificial, que pode ser ensinado em circunstâncias também artificiais.

Consideramos ainda que essa forma de abordar a linguagem escrita, além de estar relacionada às chamadas construções de escrita "atípicas", gera insucessos na escolarização e na integração social dos surdos, que marcaram todo o século XX no Brasil.

Conforme Fernandes, chamamos a atenção para o fato de que

> a reversão desse quadro caótico passa necessariamente por uma nova concepção de surdo e de surdez, que priorize a diferença lingüística e cultural, características desse grupo minoritário, que aponta para suas possibilidades e não apenas para suas limitações. (Fernandes, 1998, p. 25)

De acordo com essa posição, apresentaremos e discutiremos os fundamentos que subsidiaram a elaboração de um *software* para ser utilizado como recurso tecnológico no contexto terapêutico fonoaudiológico com surdos, enfatizando a aquisição da leitura e da escrita. O *software* objetiva propiciar vivências com a língua em seu aspecto discursivo, explicitando seus usos, sentidos e valores sociais. Ou seja, para a elaboração de tal recurso pressupomos que

> [...] é necessário que a aquisição da linguagem, bem como de outros conhecimentos – cotidianos e científicos – realize-se em contextos interativos nos quais as pessoas que rodeiam a criança surda compartilhem sua língua e não sejam objetos passivos ou simples juízes de seu desenvolvimento, mas companheiros ativos que guiam, planificam e regulam sua conduta, tornando a natureza social específica do processo de aprendizagem, não apenas a simulação de contextos artificiais de interação, mas prioritariamente seu meio fundador. (Freitas, 1994, p. 8)

Embasamos nossa proposta numa concepção de linguagem escrita que privilegia diferentes trocas sociais e jogos interativos, nos quais as crianças constroem o conhecimento relativo aos aspectos estruturais da língua e de seu conteúdo semântico.

Assim, organizamos esse estudo em três partes. Primeiro, discutiremos posições de profissionais envolvidos com a educação de surdos acerca do seu processo de aquisição da linguagem escrita, dando ênfase às que consideram essa modalidade de linguagem uma segunda língua. A seguir, apresentaremos avanços quanto ao uso da informática como recurso terapêutico no contexto da clínica fonoaudiológica. Por último, especificaremos a metodologia utilizada para a realização do *software*, discutindo seus objetivos e os pressupostos norteadores das atividades nele propostas.

Considerações acerca da aquisição da linguagem escrita por surdos

Entendemos que a elaboração de propostas voltadas à aquisição da leitura e da escrita por surdos deve considerar as particularidades vivenciadas nesse processo, uma vez que tais indivíduos estão expostos à linguagem oral e à Língua de Sinais. Ressaltamos que as dificuldades enfrentadas pelos surdos no domínio da escrita relacionam-se ao uso não efetivo das diferentes modalidades de linguagem. Segundo Silva:

> [...] os problemas dos surdos com a aquisição da escrita estão mais relacionados à aquisição e ao desenvolvimento de uma língua efetiva que lhes permita uma identidade sociocultural, ou seja, "estar inseridos no contexto social"; só assim poderão entender as diferenças existentes entre sua própria língua e as outras. (2001, p. 48)

Salientamos também que existem diferenças entre o processo de aquisição da escrita entre crianças que falam e escrevem a mesma língua, no nosso caso o português, e crianças surdas que geralmente não têm domínio da oralidade, mas usam a Língua de Sinais. Tais diferenças devem-se ao fato de a Língua de Sinais apresentar uma estrutura diferente da do português, razão pela qual o surdo que não possui a representação oral-auditiva correspondente às letras, às sílabas, às palavras e aos textos escritos, em vez de apoiar-se na oralidade, tende a tomar como referência a Língua de Sinais. Estudos sobre a aquisição da linguagem têm considerado os chamados erros produzidos por crianças surdas como indícios de uma transferência das características da LIBRAS, primeira língua (L1), para Língua Portuguesa – escrita, segunda língua (L2).

Devido às tradicionais metodologias de ensino da língua portuguesa adotadas, os surdos não têm acesso a práticas lingüísticas significativas que lhes permitam compreender o sentido da escrita como segunda língua. Outro aspecto a ser considerado conforme aponta Silva "é que um dos grandes desafios ao lidar com a questão da linguagem escrita repousa ainda em uma compreensão limitada a respeito da linguagem e de sua importância em relação ao processo avaliativo de qualquer pessoa" (1999, p. 11).

Em decorrência desse problema, as respostas para o fracasso escolar de crianças surdas tendem a desconsiderar as estratégias inadequadas destinadas ao aprendizado da língua, justificando-o como inerente à condição da deficiência auditiva. Entendemos que associado ao fato de o surdo não receber informações auditivas devemos, ainda, considerar a interferência do uso da Língua de Sinais nas suas produções escritas em português. Pressupomos que seu uso pelo surdo não pode ser ignorado, ao avaliarmos os modos pelos quais ele se relaciona e manifesta pela linguagem escrita e com base nela.

Do mesmo modo que os ouvintes tomam a oralidade como referência para estruturação da escrita, segundo Fernandes (1999), os surdos acabam transpondo aspectos próprios da Língua de Sinais, para as estruturas morfossintáticas da escrita, razão pela qual muitas produções textuais realizadas por surdos são, na maioria das vezes, consideradas "anormais", ou seja, tomadas como manifestações de linguagem patológica.

Segundo Freire (1999), é no ensino do português que o surdo encontra uma de suas maiores dificuldades, já que este é adquirido de forma sistemática e artificial. No caso específico da aprendizagem de uma segunda língua, o aprendiz contribui de maneira decisiva para a tarefa de aprender mediante seu conhecimento sobre sua primeira língua e os tipos de texto com os quais está familiarizado.

> Todas as práticas de ensino/aprendizagem de uma língua instrumental, voltada para as habilidades de leitura e produção escrita, tendem a fazer uso da primeira língua dos aprendizes como meio de instrução. A escolha da primeira língua do aprendiz como língua de instrução não deve, no entanto, ser encarada como o reconhecimento de uma deficiência por parte do aprendiz, uma minimização de sua capacidade intelectual, mas sim como uma estratégia consciente de como melhor alcançar os objetivos estabelecidos, levando-se em conta a função social da aprendizagem. (Freire, 1999, p. 30)

Assim, é necessário buscar uma metodologia que auxilie a criança surda no aprendizado da língua portuguesa escrita, como salienta Freire:

> O INES (Instituto Nacional de Educação de Surdos) tem alguns objetivos que são bastante importantes para o ensino do português escrito como segunda língua para o surdo, como: identificar no universo que cerca o surdo a existência de mais de uma língua cooperando no sistema de comunicação; vivenciar uma experiência de comunicação humana, pelo uso do português como segunda língua, no que se refere a novas maneiras de se expressar e de ver o mundo; reconhecer que o aprendizado de português como segunda língua possibilita ao surdo acessar bens culturais; utilizar habilidades comunicativas de leitura e da produção escrita para poder atuar em diversas situações no mundo; ler e valorizar a leitura como fonte de informação e prazer, utilizando-a como meio de acesso ao mundo do trabalho e de estudos avançados e construir conhecimento sistêmico, sobre a organização textual e sobre como e quando utilizar a língua escrita nas situações de comunicação. (1999, p. 31)

Nessa breve discussão, levantamos algumas questões sobre a aquisição da língua escrita por parte de indivíduos surdos. Segundo o que foi discutido acima, é notório que os surdos apresentam particularidades no que se refere à aquisição dessa língua. Geralmente suas dificuldades com a escrita estão associadas à maneira pela qual eles tiveram acesso à língua portuguesa, concebida nesse trabalho como uma segunda língua. Temos, porém, consciência da necessidade do desenvolvimento de estudos e discussões acerca dessa temática, principalmente em torno dos aspectos relativos à aquisição da escrita por parte do surdo, à vista de uma perspectiva discursiva de linguagem.

A seguir debateremos a importância da informática e como esta pode auxiliar o fonoaudiólogo em sua atuação clínica, com crianças surdas, dando continuidade à explanação da criação de um *software* que privilegie as funções sociais da língua escrita.

A utilização da tecnologia no contexto da clínica fonoaudiológica

Atualmente, reconhece-se a ampla potencialidade oferecida pela tecnologia informática no campo educacional e terapêutico fonoaudiológico. Trata-se de um recurso utilizado em outros países e cada vez mais acessível também no Brasil, apesar das freqüentes barreiras econômicas enfrentadas para o acesso da população em geral a esse tipo de recurso. A aplicação da computação na educação abre caminho para o desenvolvimento do indivíduo, valorizando suas experiências e necessidades.

O computador empregado como ferramenta de exploração criativa, num novo paradigma educacional, tem-se voltado para a integração dos diversos campos do conhecimento.

No contexto educacional atual, o computador assume um papel relevante. Por ser um elemento integrador não só incorpora várias mídias simultaneamente, mas, sobretudo, promove a interdisciplinaridade em um ambiente criativo, interativo e motivador para o aprendizado. Possibilita a construção do conhecimento por meio de interação, além de o fonoaudiólogo ter sua função valorizada como mediador desse processo de aquisição e desenvolvimento do conhecimento. Assim, segundo Bursztyn e Foz,

> A informática pode enriquecer o processo terapêutico, contribuir para um melhor desenvolvimento do paciente, pois é grande seu efeito motivacional: favorece o desenvolvimento da aprendizagem, de aspectos percepti-

vos e cognitivos, da criatividade, de aspectos emocionais, facilita a organização de processos mentais e estimula a participação do paciente no seu processo de aprendizagem. (1998, p. 20)

Conforme Bursztyn *et al.*:

> A informática educacional bem aplicada é um aliado de atendimento clínico em fonoaudiologia. Hoje, o uso do computador é uma realidade em qualquer área do trabalho: está cada vez mais popularizado na área. Não se discute mais se essa ferramenta deve ou não ser usada, mas sim quando e como fazê-lo. Não há por que temer o uso do equipamento e não se pode mais tentar ignorá-lo. O computador, como qualquer outro recurso que, tradicionalmente, é usado em terapia deve ser usado com bom senso, no momento propício e da maneira que se acredita ser a mais adequada. (1996, p. 639)

Sabe-se que a adequação mediante o uso da informática educacional, nas terapias fonoaudiológicas, está em parte relacionada à escolha dos *softwares* a serem aplicados. Existe disponível no mercado um grande número de opções, que podem ser adaptadas aos mais diferentes objetivos terapêuticos na fonoaudiologia.

Um *software* tem o papel de encorajar, apontar a resolução de problemas, levando seus usuários a pensar e a participar ativamente de seu próprio processo de construção de conhecimento.

Para Oliveira, a criança quando colocada diante do computador aprende a conviver com a tensão e a frustração, inerentes aos possíveis erros cometidos. Ela também sente a imensa e insubstituível alegria de criar algo seu, e essa motivação maior leva-a a querer fazer coisas cada vez mais complexas e bem-feitas. Para tal, aprende que é preciso ir registrando os percursos por onde anda, de forma organizada e passível de acesso rápido, caso precise se lembrar. Percebe que não pode confiar só em sua memória e aprende assim, na prática, a importância vital da escrita como acervo das experiências registradas, quer pessoais, quer culturais.

O fato de poder dominar o computador, com todo significado e valor intrínseco a essa atividade, pode desenvolver no sujeito sua auto-estima e melhorar o autoconhecimento.

Weiss e Cruz salientam que os programas de computador não substituem a manipulação de objetos reais, concretos, indispensáveis para algumas crianças. Contudo, ressaltam que a informática educativa quando bem planejada e implementada é um eficiente meio.

Atualmente o mercado brasileiro de *softwares* apresenta poucos recursos para esse setor educativo. A carência de ferramentas para auxiliar crianças surdas enseja o desenvolvimento de um *software* direcionado a clínicas de fonoaudiologia e a escolas especiais que atendam crianças surdas no seu processo de aquisição da língua escrita. A seguir apresentaremos a descrição, os objetivos e os pressupostos norteadores do *software*.

Descrição do software

Para a realização do *software* de auxílio da informática no processo de aquisição da língua portuguesa escrita pelo surdo, buscou-se apoio de uma equipe que pudesse executar a parte técnica do projeto. Após reuniões com diferentes equipes da área da informática da Pontifícia Universidade Católica do Paraná, foi selecionada uma equipe do último ano do curso de Engenharia da Computação da referida Universidade.

Assim, ficou sob responsabilidade da equipe do curso de Engenharia da Computação a elaboração, implementação e realização do sistema, cabendo aos pesquisadores/fonoaudiólogos da Universidade Tuiuti do Paraná a idealização, elaboração e seleção das atividades e dos conteúdos do *software*. Contou-se ainda com a ajuda de uma adulta surda, K.L.S., que, além de avaliar o instrumento como um todo, auxiliou-nos na seleção dos textos e na elaboração das atividades. K.L.S também nos forneceu sua imagem para a filmagem das telas de auxílio em LIBRAS.

Esse *software* se destina a crianças surdas de 10 a 14 anos, que estão passando pelo processo de aquisição da língua portuguesa escrita como uma segunda língua. O sistema proporciona diversos recursos visuais, como filmes e imagens, que ajudam a criança a manter sua concentração na atividade que está desenvolvendo, além de atividades interativas que a estimulam à leitura e à escrita.

O *software* dispõe de:

- histórias que contextualizam o cotidiano do surdo e diversos tipos de escrita, como narrativas, poemas, contos, fábulas, lendas, histórias em quadrinhos, reportagens, receitas, experiências, cartas, informativos, notícias, textos de opinião e outros. Esses textos serão contados na Língua de Sinais, por meio de filmes, de forma que a criança possa praticar suas leituras com o fonoaudiólogo, seus professores e profissionais afins. Além do texto e dos filmes, apresenta imagens que auxiliam no entendimento da história e tornam a leitura mais agradável e divertida para a criança;
- dois tipos de vocabulário para que a criança amplie seus conhecimentos e tire suas dúvidas em relação a termos desconhecidos citados nas histórias. Composto por um vocabulário de palavra, é apresentado à criança por meio de *links* contidos nas histórias. Permite à criança fazer uma pesquisa da palavra desconhecida no meio do texto, verificando o termo, sua descrição e uma ilustração (uma ou mais figuras ou animação). Caso o paciente ainda apresente dificuldades de entendimento, pode-se assistir ao filme explicativo. Há também o vocabulário de imagens; nesse caso, a criança surda visualiza uma série de figuras relacionadas à história;
- atividades interativas, relacionadas com as histórias, utilizando palavras, imagens, cores ou até mesmo pequenos jogos. Essas atividades são resolvidas pelo paciente, de acordo com as suas necessidades ou seus interesses. Elas se revelam uma forma diferenciada de aprendizado em que a criança vai exercitar seus conhecimentos, adquiridos tanto de leitura como de escrita da língua portuguesa. Os exercícios auxiliarão muito os fonoaudiólogos no acompanhamento do paciente, pois per-

mitirão avaliar o seu aprendizado, bem como a evolução do seu quadro clínico;

- relatórios de resultados. O fonoaudiólogo poderá, sempre que achar necessário, solicitar um Relatório de Resultados por Paciente, que poderá ser apresentado aos pais ou responsáveis, para o acompanhamento das produções da criança.

O sistema será implantado em clínicas fonoaudiológicas e envolve o setor administrativo e a equipe técnica destas. O módulo principal do sistema é voltado para pacientes que serão diretamente acompanhados pelos seus respectivos fonoaudiólogos, enquanto um funcionário administrativo tem a função de manter a continuidade do sistema, emitindo relatórios, entre outras tarefas.

Objetivos e pressupostos norteadores do software

O *software* foi elaborado segundo atividades que explicitam os sentidos e as funções da escrita, uma vez que seu uso não se restringe ao reconhecimento e à utilização de letras, palavras e regras gramaticais, ou seja, o domínio dessa modalidade de linguagem vai além da simples tarefa de codificação e decodificação. Esta é uma habilidade necessária, mas constitui parte de um processo que deve, desde o início, ser permeado do significado da linguagem que se tece na trama das relações sociais. Portanto, procurou-se contemplar a dimensão discursiva da linguagem e, assim, o uso efetivo desta em situações diversas.

Os objetivos prioritários das atividades propostas foram divididos em três grupos: produção textual, interpretação e aspectos formais.

Nas atividades que dão prioridade à *produção textual* apresentamos os diversos gêneros de escrita; baseados na categorização em que os usos da escrita podem ser classificados em prático (bilhete, cartas, recados, cheques), homílico (histórias, piadas, jogos, quadrinhos e revistas), transmissão de conhecimento coletivo e institucional.

Para trabalhar com a produção textual utilizamos atividades no *software* que propõe:

- transformação de um texto narrativo em uma notícia;
- produção de cartas ou bilhetes; elaboração de instruções de um jogo; reelaboração de poemas existentes;
- transformação de textos informativos em narrativos; transformação de histórias;
- elaboração de crônicas e de diferentes seções para o jornal (editorial, matérias, resenhas de livros, filmes, classificados).

A produção de diversos gêneros explicita as diferentes condições de produção, uma vez que envolve interlocutores, funções e usos da escrita. Assim, a meta diretriz de nosso trabalho com a linguagem escrita foi priorizar a construção textual por meio da interação com diferentes gêneros de escrita. Quanto a esse aspecto, Rojo *apud* Dauden e Mori afirma:

> Com a situação de produção estabelecemos diferentes relações com nossos interlocutores ausentes ou virtuais, temos diferentes motivações para escrever e logo estruturamos (em vários níveis) nossos discursos escritos de maneira diversa. [...] Teremos diferentes relações com estes interlocutores virtuais: de maior ou menor familiaridade e conhecimentos compartilhados, de graus de hierarquia/formalidade ou familiaridade/intimidade diferentes; que vão determinar o que podemos ou não dizer; o que devemos ou não dizer como e quando. Teremos também diferentes motivos ou intenções de efeito [...]. Isto implicará formas diversas de estruturar nossos discursos em formas de textos muito diferentes. (1998, p. 56)

Dentro da produção textual, Mateus *et al.* denominam textualidade o conjunto de propriedades que uma manifestação da linguagem humana deve possuir para ser um texto e consideram esse conjunto formado pelas seguintes propriedades: conectividade, intencionalidade, aceitabilidade, situacionalidade, intertextualidade, informatividade.

- Conectividade é a interdependência semântica de ocorrências textuais. Tal interdependência se estabelece pelos mecanismos de coesão e coerência.

- Intertextualidade é a relação entre o texto e outros elementos que constituem a experiência compartilhada pelo autor e pelo receptor.
- Informatividade diz respeito à seleção e à apresentação das informações que o texto veicula. Embora os elementos de textualidade sejam tratados e exemplificados um a um, é preciso ter em mente que cada fator depende dos demais, não podendo ser entendido de forma isolada.
- Coerência ou conectividade conceitual é a relação estabelecida entre as partes de um texto criando uma unidade de sentido. Ela é o resultado da solidariedade, da continuidade do sentido, do compromisso das partes que formam o todo. Está, pois, ligada à compreensão, à possibilidade de interpretação do que se diz, escreve, ouve, vê, desenha, canta etc. Alguns estudiosos de lingüística textual, como Koch e Travaglia (1990), ampliam o conceito de coerência considerando-a condição fundamental para a construção do texto. Apresentam-na como decorrente de fatores lingüísticos, discursivos, cognitivos, culturais e interacionais.
- Coesão ou conectividade seqüencial refere-se à ligação, o nexo que se estabelece entre as partes de um texto, mesmo que não sejam aparentes. Contribuem para essa ligação elementos gramaticais (como pronomes, conjunções, preposições, categorias verbais), elementos de natureza lexical (sinônimos, antônimos, repetições) e mecanismos sintáticos (subordinação, coordenação, ordem dos vocábulos e orações). A coesão é um dos mecanismos responsáveis pela interdependência semântica que se instaura entre os elementos constituintes de um texto.
- Informatividade é um dos fatores constitutivos da unidade textual. Não se deve depreender daí que ela só está presente nos textos de natureza eminentemente referencial. Qualquer texto veicula algum tipo de informação, desde os de comunicação diária, oral ou escrita, até aqueles com intenção estética, como os poéticos, por exemplo.

- Intertextualidade é a possibilidade de os textos serem criados com base em outros. As obras de caráter científico remetem explicitamente a autores reconhecidos, garantindo assim a veracidade das afirmações. Nossas conversas são entrelaçadas de alusões a inúmeras considerações armazenadas em nossas mentes. O jornal está repleto de referências já supostamente conhecidas pelo leitor. A leitura de um romance, de um conto, de uma novela, enfim, de qualquer obra literária, aponta-nos para outras obras, muitas vezes de forma implícita.

Cagliari também se posiciona a esse respeito e afirma que "a produção de um texto escrito envolve problemas específicos de estruturação do discurso, de coesão, de argumentação, de organização das idéias e escolha das palavras, do objetivo e do destinatário do texto [...]. Cada texto tem sua função, e todas essas formas precisam ser trabalhadas" (1990, p. 122).

Com base em autores como Guindaste, Cagliari, Dauden e Mori, priorizamos na produção textual atividades contextualizadas, nas quais a criança é capaz de ver a funcionalidade da escrita e interiorizar diversos conceitos da língua. Dessa forma, quem escreve tem a oportunidade de conhecer diversos gêneros de escrita e refletir com mais cuidado sobre sua produção textual.

As questões relativas à *interpretação textual* têm por finalidade a constituição de um leitor autônomo. Guindaste *et al.* salientam que para que isso ocorra:

> A criança é capaz de perceber que o texto tem como finalidade veicular uma idéia, e nossa tarefa enquanto leitores é desvendá-la. Isso é muito mais que identificar personagens ou detalhes: é ler também o que não é dito, mas está nas entrelinhas; é relacionar o que estamos lendo com aquilo que já vimos ou já lemos em outros textos. É, enfim, concordar ou discordar, estabelecendo uma relação de diálogo com o texto e seu autor. E essa relação será cada vez melhor na medida em que a criança tiver mais experiências significativas com o texto. (1996, p. 30)

Além disso, o texto comporta uma atitude ideológica do autor diante de uma temática qualquer. Para que as crianças possam interpretar os textos, privilegiamos atividades como ler uma piada, um bilhete, uma carta, um recado, uma receita, uma experiência, as instruções de um jogo, um anúncio no jornal, a sinopse de um filme, ou seja, tarefas nas quais a criança precisa entender o significado das palavras, bem como compreender o contexto para poder dar continuidade à atividade.

Quando trabalhamos com a interpretação, temos de nos referir a alguns conceitos da língua portuguesa que participam do processo de construção da escrita, como o sentido conotativo e denotativo das palavras. Sabemos que não há associação necessária entre significante (expressão gráfica, palavra) e significado, por essa ligação representar uma convenção. Com base nesse conceito de signo lingüístico (significante + significado) é que se constroem as noções de conotação e denotação.

O sentido denotativo das palavras é aquele encontrado nos dicionários, o chamado sentido verdadeiro, real. Já o uso conotativo das palavras é a atribuição de um sentido figurado, fantasioso, que, para sua compreensão, depende do contexto. Assim, estabelece-se, em determinada construção frasal, uma nova relação entre significante e significado. Os textos literários exploram bastante as construções de base conotativa, numa tentativa de extrapolar o espaço do texto e provocar reações diferenciadas no leitor.

Ainda com base no signo lingüístico, encontramos o conceito de polissemia (qualidade das palavras que têm muitas significações). Algumas palavras, dependendo do contexto, assumem múltiplos significados, como a palavra ponto: ponto de ônibus, ponto de vista, ponto de cruz. Nesse caso, não se está atribuindo um sentido fantasioso a essa palavra, mas ampliando sua significação mediante expressões que lhe completem e esclareçam o sentido.

Todos esses conceitos são trabalhados intrinsecamente nas atividades que visam à interpretação textual. Convêm ressaltar que em todas as atividades propostas propiciamos à criança experiências significativas e prazerosas de leitura e escrita, pois, como salientam Guindaste *et al.*, "é lendo e escrevendo nestes contextos significativos que a criança se apropriará da linguagem escrita, de fato" (1996, p. 11).

Finalmente, nosso último ponto tem como foco de análise os *aspectos formais* da língua escrita. Muitos profissionais baseiam-se apenas nesses aspectos para avaliar e ensinar a língua escrita. Duas atividades bastante usadas em uma concepção de aprendizagem mecanicista são o ditado e a cópia. Guindaste *et al.* comentam que "é interessante observar que o ditado gira em torno somente de palavras já 'treinadas', pois muitos não acreditam na capacidade de elaboração e generalização que as crianças têm. Para se apropriar da linguagem escrita, a criança não apenas reproduz o que vê escrito, mas principalmente pensa sobre 'como se escreve'" (1996, p. 27).

A cópia também é outra atividade utilizada no ensino da língua, muitas vezes de forma errônea. Para Guindaste *et al.*, numa perspectiva sociointeracionista de alfabetização não é preciso abolir a cópia da escola, mas repensá-la. A cópia como uma forma de registro de determinada atividade começa a ser vista em outra perspectiva, ou seja, ela passa a ser uma situação de escrita funcional, cheia de intenções e não um simples exercício mecânico de reprodução.

No processo de apropriação do código escrito é imprescindível respeitar os "erros" da criança, pois na verdade eles são considerados hipóteses que a criança faz. Como salientam Guindaste *et al.* "é bom lembrar que adultos também hesitam na escolha de formas 'corretas' de escrita de algumas palavras" (1996, p. 57). Para isso, é importante mostrar à criança que existem diferentes dialetos, para que ela possa diferenciar o dialeto padrão do não-padrão. É preciso conscientizá-la das variedades lingüísticas, sem preconceitos relacionados à forma de falar das classes menos favorecidas.

Para trabalhar com os aspectos formais como a ortografia propomos como atividades: palavras cruzadas e caça-palavras; descrição de objetos; confecção de um dicionário. Dentro dessa nossa visão, levamos a criança a deslocar-se em sua relação com a escrita, como frisa Freire:

> [...] primeiro é o que chamaremos de efeito-leitor, ou seja, o fato de que o leitor sofre um efeito diverso do esperado pela criança se sua escrita não for a padrão. Outro é o que chamaremos de efeito-leitura, ou seja, o fato de que ao ler a criança se depara com formas escritas que diferem da sua, embora signifiquem o mesmo, ou seja, gerem o mesmo efeito. Este a leva a se interrogar e a interrogar o outro, o intérprete da forma padrão. Dessa forma é a interpretação da escrita que ressignifica os chamados "erros" infantis e, aos poucos, assujeita a criança à ordem da língua, apagando os traços de percurso de constituição. (1997, pp. 935-6)

Procuramos englobar no *software* atividades contextualizadas priorizando a função social da escrita. Estas agrupam fatores importantes a serem trabalhados com a língua portuguesa. Inovamos no que diz respeito a um trabalho com a escrita do surdo, não enfatizando suas construções "atípicas", mas priorizando a aquisição da linguagem escrita como uma linguagem que necessita do outro para que haja significado em seus usos e valores.

A elaboração do *software*, apresentado neste capítulo, auxiliou-nos na percepção das diferenças atinentes aos surdos, levando-nos a repensar as questões de seu processo de aquisição da escrita. Esperamos, portanto, com este trabalho contribuir de forma significativa com as pesquisas na área da surdez.

Referências bibliográficas

BURSZTYN, C. S.; FOZ, F. B. Decidindo sobre o uso da tecnologia informática na fonoaudiologia. In: FOZ, PICCARONE; BURSZTYN (orgs.). *A tecnologia informática na fonoaudiologia*. São Paulo: Plexus, 1998, pp. 9-22.

BURSZTYN, C. S.; FOZ, F. B.; PICCARONE. *A aplicação da informática educacional na clínica fonoaudiológica: uma experiência de trabalho*. In: MARCHESAN, I. Q.; ZORZI, J. L.; DIAS GOMES, I. C. *Tópicos em fonoaudiologia*, v. III. São Paulo: LOVISE, 1996, pp. 637-44.

CAGLIARI, L. C. *Alfabetização e lingüística*. São Paulo: Scipione, 1990, p. 122.

DAUDEN, A. T.; MORI, C. C. Linguagem escrita: quando se escreve, como fazê-lo e para quê? Reflexões sobre a prática fonoaudiológica. In: DAUDEN, A. T.; JUNQUEIRA, P. (orgs.). *Aspectos atuais em terapia fonoaudiológica*. 2ª ed. São Paulo, 1998, pp. 50-9.

FERNANDES, E. *Problemas lingüísticos e cognitivos do surdo*. Rio de Janeiro: Agir, 1989.

FERNANDES, S. *Surdez e linguagens: é possível o diálogo entre as diferenças?* Curitiba, 1998. Dissertação (Mestrado em Lingüística) – Setor de Ciências Humanas, Letras e Artes, Universidade Federal do Paraná.

________. É possível ser surdo em português? Língua de sinais e escrita: em busca de uma aproximação In: SKLIAR, Carlos (org.). *Atualidade da Educação Bilíngüe para Surdos*, v. II, Porto Alegre: Mediação, 1999, pp. 59-81.

FREIRE, A. M. F. Aquisição do português como segunda língua: uma proposta de currículo para o Instituto Nacional de Educação de Surdos. In: SKLIAR, Carlos (org.). *Atualidade da Educação Bilíngüe para Surdos*, v. II, Porto Alegre: Mediação, 1999, pp. 25-34.

FREIRE, R. M. *A linguagem como processo terapêutico*. São Paulo: Plexus, 1996.

________. A metáfora da dislexia. In: LOPES FILHO. *O tratado de fonoaudiologia*. São Paulo: Roca, 1997, pp. 925-37.

FREITAS, M. T. A. *O pensamento de Vygotsky e Bakthin no Brasil*. São Paulo: Papirus, 1994.

GUINDASTE *et al*. Cadernos do Ensino Fundamental. Secretaria de Estado da Educação. Superintendência de Educação. Departamento de Ensino de Primeiro Grau. *Alfabetização e Parceria 2*. Curitiba, 1996.

GÓES, M. C. R. *Linguagem, surdez e educação*. Campinas: Aut. Associados, 1996.

KOCH, I.; TRAVAGLIA, L. C. *A coerência textual*. São Paulo: Contexto, 1990.

MACHADO, N. J. *Epistemologia e didática: as concepções de conhecimento e inteligência e a prática docente*. São Paulo: Cortez, 1996.

MARCHESAN, I. Q.; ZORZI, J. L.; DIAS GOMES, I. C. *Tópicos em fonoaudiologia*, v. III, São Paulo: Lovise, 1996.

MATEUS, M. *et al*. *Gramática da língua portuguesa*. Coimbra: Livraria Almedina, 1983.

OLIVEIRA, V. B. *Informática em psicopedagogia*. 2ª ed. São Paulo: Senac, 1999.

SILVA, M. da P. M. *A construção dos sentidos na escrita do sujeito surdo*. Campinas, 1999. Dissertação (Mestrado em Educação) – Área de concentração: Psicologia Educacional, Universidade Estadual de Campinas.

________. *A construção de sentidos na escrita do aluno surdo*. São Paulo: Plexus, 2001.

WEISS, A. M.; CRUZ, M. L. *A informática e os problemas escolares de aprendizagem*. 2ª ed. Rio de Janeiro: DP&A, 1999.

Fontes eletrônicas on-line

FONOWEB. Portal de Fonoaudiologia. Disponível em: <www.fonoweb.com.br> Acesso em: 6 out. 2000.

FONOINTEGRAÇÃO. Portal de Fonoaudiologia e áreas afins. Disponível em: <www.fonointegracao.com> Acesso em: 6 out. 2000.

INSTITUTO NACIONAL DE EDUCAÇÃO DE SURDOS. Disponível em: <www.ines.org.br> Acesso em: 6 out. 2000.

FEDERAÇÃO NACIONAL DE EDUCAÇÃO E INTEGRAÇÃO DOS SURDOS. Disponível em: <www.feneis.com.br> Acesso em: 20 mar. 2001.

PORTUGUÊS ON-LINE. Disponível em: <www.graudez.com.br/portugues/cap13.htm> Acesso em: 5 nov. 2001.

5

Escrita e surdez: uma proposta discursiva

CLAY RIENZO BALIEIRO
SOLANGE LEDA GALLO

Uma questão relevante à clínica fonoaudiológica diz respeito aos estudos, como o de De Lemos, que apontaram o diálogo adulto–criança como o ponto de reflexão sobre os vários aspectos da construção da linguagem, convocando os fonoaudiólogos a pensar sobre o lugar dado à linguagem no processo terapêutico. Hoje, pode-se dizer que os processos de linguagem vistos de uma perspectiva discursiva têm influenciado a clínica, ajudando-a a repensar os processos de aquisição de linguagem da criança deficiente auditiva/surda.

Às abordagens orais, como trabalho de linguagem com crianças deficientes auditivas/surdas, tem sido atribuída uma concepção de linguagem como código e representação do real. Entretanto, convém ressaltarmos que existem diferentes enfoques sob esse rótulo. Nesse sentido, Trenche observou que a concepção de linguagem subjacente ao trabalho com crianças surdas, em escolas especiais, independe das abordagens de exposição à língua. Embora seu estudo tenha como referência discursos e práticas produzidos na instituição escola, achamos oportuno transportar essa observação à clínica, ou seja, de que o termo *oralismo* não se encontra atrelado a uma única concepção de linguagem ou abordagem clínica.

A linguagem escrita também faz parte dessa clínica e, a nosso ver, é uma possibilidade de constituição do sujeito e de sua linguagem, especialmente tratando-se de crianças e jovens deficientes auditivos/surdos.

Apesar de muitos trabalhos apontarem para o "fracasso da escrita" em relação à pessoa surda, há um consenso de que o texto escrito pode ser um recurso importante como fonte de informação e conhecimento, e por isso uma busca de melhores caminhos à sua efetivação. Indo um pouco além dessa visão (fonte de informação e conhecimento), gostaríamos de sugerir que a escrita seja também uma instância que constitui o sujeito deficiente auditivo/surdo e a sua linguagem.

Geraldi atribuiu ao mundo da escrita um papel no processo constitutivo do sujeito: "Leitura e escritura, formas de interação entre os homens, é espaço ampliado de constituição" (1996, p 127). Acreditamos que, sobretudo para o sujeito surdo, leitura e escrita sejam não só um espaço ampliado de constituição, mas também um espaço possível de constituição.

Distintas concepções de sujeito e de linguagem permeiam diferentes práticas clínicas, e em relação à escrita encontramos desde posições em que prevalece a visão do distúrbio de leitura e escrita e a alteração "visível" é privilegiada na intervenção, até outras cuja preocupação é dar à clínica um lugar de constituição ou transformação do/no discurso da escrita.

Se o discurso for visto como linguagem em funcionamento, o espaço discursivo é o que deve ser criado e recriado com quem não tem o privilégio de apreender a língua espontaneamente.

Em Análise do Discurso (conforme desenvolvida no Brasil por Eni Orlandi – Unicamp, e o grupo de pesquisadores da área que atua, hoje, em todo Brasil), alguns conceitos foram mobilizados tanto para o trabalho com a escrita, com sujeitos deficientes auditivos, quanto para a análise do processo de sua produção, valendo a pena, portanto, tecer algumas considerações a esse respeito.

A teoria discursiva da linguagem difere dos estudos da lingüística na medida em que, nestes, sujeito e situação são acréscimos e não constituem o foco principal; diverge também de uma teoria cognitiva sobre a linguagem e dos estudos pragmáticos da linguagem.

Em relação aos estudos cognitivos, lembramos que, embora nesse enfoque o sujeito não seja deixado de lado, ele é visto como estando na origem do sentido do dizer, ao passo que a Análise do Discurso trabalha com a noção de sujeito e de situação baseando-se no descentramento do sujeito como origem, não estando, portanto, o sujeito na origem do seu dizer.

Os estudos pragmáticos da linguagem inauguram uma reflexão teórica e sistemática a respeito da subjetividade na linguagem, alçando esta para além de se constituir simplesmente um instrumento de comunicação. Apesar disso, a pragmática ainda tem como preocupação principal descrever as ações de um interlocutor sobre o outro; nessa perspectiva encontram-se a noção de sujeito soberano e de transparência do sentido.

Na Análise do Discurso, linguagem é tomada como prática – mediação, trabalho simbólico e não instrumento de comunicação –, não existindo uma relação direta entre as coisas do mundo e a linguagem, sendo ambas diferentes em sua natureza. Sujeito e sentido não existem por si sós.

> A possibilidade mesma da relação mundo-linguagem se assenta na ideologia. Por outro lado, pela noção de ideologia, pela idéia de prática e de mediação, introduz-se a idéia da incompletude da linguagem, da falha. E por aí é o lugar do possível. Se linguagem e ideologia fossem estruturas fechadas, acabadas, não haveria sujeito, não haveria sentido. (Orlandi, 1966, p. 28)

Sobre a "escrita"

A premissa que passaremos a questionar, agora, neste capítulo, é fundante no discurso pedagógico e consiste na crença de que a escrita possui uma correspondência direta e transparente com a oralidade, ou seja, a escrita é concebida como a transcrição da oralidade ou, mais arcaicamente, a transcrição do pensamento. Por essa razão diremos que a escrita está aí reduzida a um "grafismo" (Gallo). Tudo se passa como se para escrever bastasse apenas grafar o que se fala.

No entanto, a perspectiva discursiva permite perceber que, para além do traço ou da voz, há uma materialidade diversa que caracteriza dois tipos de produção. Essa materialidade não é lingüística (grafia ou oralização), mas de natureza histórica e ideológica. Escrita e oralidade são materialmente distintas e a relação do sujeito com a história é diferente nos dois casos.

Identificamos textos grafados produzidos segundo determinações discursivas próprias do oral, como bilhetes, listas de compra, recados, anotações etc. e, da mesma maneira, textos oralizados produzidos de acordo com determinações discursivas próprias da escrita, como é o caso dos telejornais, dos discursos políticos, das missas, dos cultos religiosos em geral, das sessões judiciárias etc.

Para compreender essa aparente discrepância entre materialidade lingüística e discursiva foi necessária uma compreensão (*re*-construção, ou melhor, construção) histórica. Assim, *temos que* a escrita, antes de ser alfabética, tem uma existência completamente independente da oralidade, e ambas possuem formas de circulação bem distintas. Por outro lado, há dois tipos opostos de oralização: uma legítima, institucionalizada, controlada socialmente, que se repete na forma, e outra sem controle aparente, não legítima, não institucionalizada e, sobretudo, que não se repete.

O processo que se segue é de aproximação dessa forma legítima do dizer a uma representação gráfica. Essa forma oral vai sendo, então, pouco a pouco, mediada por uma grafia. Mas isso não se dá de imediato nem sem muito trabalho, e não é de maneira alguma um processo universal.[1]

Podemos dizer, então, que o que definirá a escrita, conforme a conhecemos hoje, será a conjunção de dois fatores: de um lado a concepção de uma escrita alfabética; de outro, a representação gráfi-

---

1. As sociedades ágrafas conservam, até hoje, seus dizeres legítimos na forma oral, como nos mostra Tânia Souza em um artigo intitulado "Gestos de leitura em línguas de oralidade": "São falas que constituem uma memória institucionalizada. Ninguém expressa dúvida sobre as previsões do pajé, ninguém questiona as ordens do chefe. O lugar da autoridade legitimada não abre espaço (para outro) à interpretação. O espaço é o da paráfrase" (Souza, 1995, p. 5).

ca (que pode, ainda, ser pictográfica, silábica etc.) de determinados dizeres, legítimos naquela sociedade.

O importante é observar o fato de que a forma gráfica alfabética estará intrinsecamente ligada a um dizer legítimo desde os gregos, e depois entre os romanos, até o fim da dominação que a Igreja exerceu na Europa.

Nos últimos séculos, conforme aponta Haroche, na nossa civilização, a legitimação de determinadas formas em detrimento de outras passou a ser um trabalho realizado por variadas "formações ideológicas", e não mais exclusivamente por aquela que caracteriza o discurso religioso. As formações discursivas dominantes multiplicaram-se à medida que as instâncias institucionais foram se multiplicando (a jurídica, a médica, a literária etc.).

Isso nos permite compreender que o sentido fechado (com efeito de "verdade") que percebemos nos textos escritos é produzido no discurso, pela formação discursiva dominante em que ele se inscreve (formação ideológica), e não por sua natureza formal.

Se assim não fosse, bastaria grafar o que se diz e um texto legítimo estaria produzido. No entanto, sabemos que escrever exige muito mais do que grafar a oralidade. Há necessidade de uma inscrição em uma FD dominante para que se produza o sentido "único" (razoavelmente sem ambigüidade) próprio da escrita. Quando isso não se dá, mas a produção textual é gráfica, temos o "grafismo", que se difere, pelas razões já apresentadas, da escrita.

Assim, a questão da escrita e da oralidade ultrapassa as determinações fisiológicas da feitura do texto. Ao falarmos de Discurso da Escrita e de Discurso da Oralidade, estamos nos referindo a um atravessamento ideológico, materializado nos textos e determinado historicamente, não sendo, portanto, linear nem tendo correspondência direta com os textos, no sentido lingüístico. Esses atravessamentos são descontínuos e simultâneos, de maneira que não se poderia pensar em uma representação empírica e discreta desses discursos.

O D.E., por sua condição histórica, está diretamente ligado a enunciados que materializam formações discursivas dominantes, sejam eles grafados ou oralizados. São esses enunciados que produzem, por esse motivo, o efeito de unidade do dizer, o efeito-autor. O fechamento de um texto inscrito no D.E. é um efeito das determinações desse espaço discursivo, dessa formação ideológica. Não se trata, pois, de um fechamento intrínseco ao próprio texto porque não há "fecho" de fato, há um "efeito de fechamento".

Escrita e leitura

O que mais nos preocupa, entretanto, como conseqüência do tratamento exclusivamente lingüístico que vem sendo dado à questão da escrita, é a concepção de escrita como grafia. Esse fato, para a pedagogia, tem conseqüências bastante sérias. A primeira delas é a de que, já no período de alfabetização, ensina-se a criança a grafar, dando pouca ou nenhuma importância ao fato de que isso não garante o aprendizado da escrita.

Assim, a criança poderá decodificar textos escritos mediante a oralização sem, no entanto, compreendê-los.

Ilustra muito bem esse fato o caso dos aléxicos-afásicos. Os autores que estudam a produção desses sujeitos concluíram:

> Os comportamentos lingüísticos apresentados, tanto aqueles relativamente freqüentes das crianças que aprendem a ler quanto aqueles, bastante raros, dos pacientes aléxicos (indivíduos que têm dificuldade em apreender o significado de palavras escritas), parecem estar baseados na mesma racionalidade. *A análise de tais comportamentos exige um requestionamento das abordagens tradicionais da leitura e da compreensão do escrito baseadas no conceito de conversão grafemas/fonemas.* Em patologia aléxica, evidenciam-se bastante certos problemas inerentes à tarefa da leitura (problemas ocultados pelo conhecimento por demais experiente dos leitores normais) que decorrem, claramente, de outro nível, que não o dessas conversões (grafemas/fonemas).
> *Os vários exemplos apresentados levam à conceituação de processos de leitura que permitem "reconhecer" a forma das palavras, em interação com as das frases e com o conhecimento geral dos assuntos. Tais processos levam a conceber a compreensão do escrito em termos de emergência.* (grifo nosso) (Andreewsky e Rosenthal, 1996, p. 101)

Os resultados da pesquisa dos autores é perfeitamente compreensível quando se considera, como na Análise do Discurso – AD, a leitura enquanto produção de texto. Produção porque há, nesse caso, o trabalho de interpretação que exige a mobilização de sentidos e a constituição do indivíduo em sujeito, como qualquer outra produção. Por essa via é possível entender que a estratégia de ler para os aléxicos ultrapassa em muito a conversão dos grafemas em fonemas, tarefa que eles até poderiam realizar, visto não apresentarem problemas no aparelho fonador, mas não o fazem em função de restrições neurológicas, o que não os impede, entretanto, de formularem uma interpretação do que está escrito (inclusive usando sinônimos de palavras escritas ao lê-las, por exemplo, "igreja" por "catedral" etc.).

Para eles a leitura é possível justamente porque vai além da sua restrição patológica de reconhecer grafemas. A produção de sentido está determinada, na verdade, pela inscrição do indivíduo aléxico em determinado discurso, como sujeito, o que lhe é perfeitamente possível.

A prática da textualização

Com a convicção de que a escrita precisa ser considerada no seu aspecto discursivo, partimos então para experimentos nos quais os sujeitos surdos/deficientes auditivos se inscreviam em um discurso de escrita, e desse espaço discursivo podiam produzir sentidos legitimáveis.

Para melhor ilustrar o que estamos querendo dizer, traremos um recorte do contexto clínico-fonoaudiológico, focalizando o processo de constituição do sujeito e da escrita em condições socialmente legitimadas, por tratar-se de uma instância de discurso da escrita, no caso, um livro.

Salientamos ainda que nosso objetivo com essa prática de inscrição do sujeito surdo em um discurso de escrita, no qual o fechamento se dá, é ver refletido, para o sujeito, o efeito-autor, ou seja, o efeito de unidade do dizer e de responsabilidade social sobre o que é dito.

Exemplos[2]

CASO 1

Ci é uma jovem de 15 anos, com uma deficiência de audição neurossensorial bilateral em decorrência de meningite, que cursa a 8ª série de uma escola estadual. Suas dificuldades escolares relacionam-se à redação e à compreensão de leitura.

Sua escrita é limpa do ponto de vista da apresentação. Preocupa-se com vírgulas, letra maiúscula, marcação formal do parágrafo, ortografia, repetição de palavras num espaço gráfico visível e com frases que se iniciam da mesma forma, apontando criticamente essas ocorrências. Preocupa-se também com o número de linhas, a extensão de uma folha ou pouco mais do que isso é seu critério. Escrever bem é preencher parâmetros de grafia aprendidos como aceitáveis e necessários. Quando os consegue, dá-se por satisfeita. Tudo isso funciona mais como aprisionamento do que como possibilidade de exercitar a prática discursiva, o discurso da escrita. Resulta, ainda, em dificuldades em romper com parâmetros, mesmo no trabalho terapêutico.

Suas produções escritas consistem em relato fiel e linear de ações e acontecimentos, como se a escrita tivesse essencialmente o caráter de representação. Isso torna sua escrita circular, sem fecho.

Além de dificuldades com a língua/linguagem, pode-se dizer que Ci está sob o efeito do discurso pedagógico e não realizou, nem tem como realizar, a passagem do discurso da oralidade para o discurso da escrita. Ou seja, seu texto é a grafia de uma possível oralidade e não se articula à legitimidade de uma produção escrita, por exemplo, à narrativa literária.

Vinha sendo bastante difícil, no trabalho fonoaudiológico, romper com a circularidade do discurso de Ci e quebrar os parâmetros

---

2. Os casos aqui apresentados, bem como parte da discussão trazida para este capítulo, fazem parte da tese de doutorado: *Vamos publicar um livro? A pessoa surda e a escrita na clínica fonoaudiológica*, Balieiro, 2000.

que estabeleceu de uma boa escrita. Para tanto, propusemos sua inscrição em outro discurso, não pedagógico, como sujeito que escreve.

Um texto já existente serviu como ponto de partida para a escrita de um livro, pensando-se em contribuir para quebrar a circularidade de suas produções. Assim, foi atribuído o *status* de primeiro capítulo ao texto origem, como recurso para sugerir continuidade. Na produção do segundo capítulo, Ci foi-se inserindo na trama que inicialmente não foi concebida por ela, começando a penetrar no texto, trazendo outros textos – suas leituras, suas experiências de vida, sua identificação com a personagem. Depois de escrito esse capítulo, Ci comentou vir pensando na história, demonstrando assim sua submissão à trama. As interferências da terapeuta foram sendo cada vez menores e a escrita fluía conforme ia apelando às imagens visuais, ao filme que foi criando e, entre tímida e divertida, produziu o seu texto.

Análise da experiência

Escrever um livro para publicar promoveu a mudança de representação do sujeito e do interlocutor. O interlocutor representado não é o sujeito-professor do discurso pedagógico. Aquele que vai analisar, avaliar o produto e dar uma nota não está mais lá, o que permitiu romper com a circularidade do texto. O confronto entre a história que produziu com textos anteriores apontou claramente para o efeito de unidade do último em contraposição aos outros que sugerem repetição *ad infinitum*. O evento discursivo e as condições de criação vão determinar o texto a ser produzido desde o seu princípio, quando a posição tomada já é diferente. A posição-sujeito, nesse caso, não é a mesma do discurso pedagógico, já que o interlocutor é outro (leitor) desconhecido. É necessária, portanto, uma produção conseqüente que trabalhe o conteúdo a ser interpretado para além da imagem que o sujeito que escreve tem da idealizada pelo professor.

As personagens já estavam colocadas em cena pelo texto-origem, mas suas posições deveriam ser construídas, o que se deu no movimento discursivo da produção da escrita. A atividade discursiva instaurada difere do descrever ou caracterizar uma personagem "fora" desse movimento. As posições-sujeito (personagem) só serão construídas se tiverem filiações históricas recuperáveis pelo leitor, que produzirá uma interpretação ao identificar-se com essa história. Assim as posições construídas para a personagem Luís (o trabalho, onde mora, seu modo de ser) vêm de uma historicidade instituída nesse discurso, mediante outros discursos e que aqui ganham novo sentido:

> *Luís tem 18 anos e trabalha como mecânico. É um jovem educado, simpático, bonito e generoso.*
> *Ele está estudando, faz 3º colegial, à noite, numa escola perto da casa dele. Durante o dia trabalha numa oficina mecânica.*

Ao referir-se a Luís como "generoso", justifica-se: "generoso, ele ajudou a menina na rua". A possibilidade de colocar em circulação o "adjetivo" ou atributo "generoso" veio de uma posição construída para Luís no discurso e não de uma categoria da língua anteriormente aprendida. Esse aspecto foi discutido por Calil, no sentido de que há um movimento de mútua constituição na relação sujeito/linguagem escrita. Para a teoria do discurso, os sentidos estão filiados ao "já-dito", ao interdiscurso determinado sócio-historicamente. Luís é apresentado com características possíveis de identificação (ou rejeição) por parte do leitor (desconhecido).

> *Mariane contou para a amiga que o Luís vai à sua casa no sábado.*
> *Amanda ficou feliz pela amiga, mas também ficou um pouquinho de inveja.*

O efeito do pré-construído, nesse caso, remete o enunciado "ficar feliz" a um moralmente aceitável. No entanto, as formações discursivas vão-se articulando, puxando outros sentidos que passam aí a se contrapor, acrescentando outros efeitos, porque se articulam a outros pré-construídos, como é o caso de "ficou um pouquinho de inveja". Da perspectiva discursiva, percebe-se o sujeito da teoria do discurso, o sujeito "não dono do seu dizer".

Uma posição-sujeito dominante vai permeando o sentido do texto: o medo de falar com o pai sobre a visita de um rapaz, a idéia de um pai um pouco severo, a mãe como aliada. Na atividade discursiva, encontra espaço para significar o que foi produzido em outros discursos e possivelmente ainda não havia circulado no seu. São produções filiadas a uma memória do dizer (interdiscurso) que circulam em determinadas condições de produção. E, nessas condições, puderam circular no discurso de Ci. São dizeres de um discurso de escrita que passa a incorporar no seu texto, em razão de sua inscrição nesse discurso. Isso a leva, por vezes, a surpreender-se com o que diz. Assim, ao escrever "sincera" é tomada por um "estranhamento" e solicita confirmação quanto ao significado:

Mariane tem 16 anos. Ela é uma pessoa especial, sincera, bonita e gentil.

Ou então diverte-se com outras produções, como "engoliu seco" ou quando cria a brincadeira que a mãe fez com a filha:

José arregalou os olhos engoliu seco.
Mãe respondeu com a voz desanimada:
– Conversei filha, mas seu pai não deixou o Luís vir aqui.

Os marcadores de tempo "enquanto", "ainda", "agora", "depois de alguns segundos" ou mesmo a substituição de "quando" por marcadores do tipo "um pouco mais tarde", entre outros, sugeridos no momento da produção,

– A mãe da Mariane (ficava) ficou esperando que ela não quis responder [...]
A Mariane respondeu [...]
Depois de alguns segundos, Mariane respondeu [...]

bem como a introdução de novas formas de dizer ("ruborizado" para "ficou vermelha" por exemplo), favoreceram um trabalho interno no discurso.

Essas incorporações, embora não tenham partido do próprio sujeito que escreve, foram assimiladas como se o fossem, pois o que importa não é o sujeito da enunciação, mas o efeito de sentido do texto enquanto inscrito em um discurso. Nessa perspectiva, o sujeito que enuncia pode ser intercambiável.

As condições de produção foram determinantes para o discurso produzido e, uma vez que o que se produzia era um livro a ser publicado, isso implicava sua "conclusividade", seu fechamento. O final feliz era o desfecho esperado, sendo esse um pré-construído, "já-estava-lá" e produziria o efeito de fim. O interdiscurso e as condições de produção determinam que alguns conceitos circulem e outros não e que uns pareçam mais aceitáveis do que outros, o que pôde ser percebido pela indagação de Ci enquanto produzia um dos capítulos:

Ro tem vergonha de contar no final do capítulo?

Apesar da censura, produz o desfecho esperado e, conseqüentemente, o efeito de fim.

Cabe observarmos que o processo de produção da escrita aqui discutido possibilitou à terapeuta ocupar o lugar que vinha buscando, o de mediar a produção da escrita, saindo do lugar que lhe era atribuído, o de quem aprova e (ou) corrige um produto.

CASO 2

Fe apresenta perda auditiva neurossensorial bilateral de grau profundo, de etiologia genética, fazendo uso de aparelhos de amplificação sonora desde o diagnóstico. É oralmente fluente, embora a situação de diálogo ofereça algumas dificuldades para o interlocutor, devido à sua produção de fala. É curioso, bem informado, participa de todos os assuntos da atualidade; tem o hábito de ler jornais e revistas. Seu lazer preferido é assistir a filmes e ler. Pode-se dizer que aos 15 anos já leu mais livros do que muitos meninos ouvintes de sua idade. Lê com prazer os livros indicados pela escola, os quais servem de motivação para a escolha de novas leituras, de acordo com o interesse provocado pelo gênero e/ou autor em pauta. Em sua oralidade há marcas deixadas pela menor exposição à língua.

O texto escrito tem feito parte de nossas sessões, uma vez que Fe traz assuntos para discussão, provocados pelo conhecimento ou pela curiosidade decorrentes de suas leituras. Nossos diálogos são, quase sempre, ancorados em suas leituras. Entretanto, não trabalhamos com a produção da escrita. Resiste a qualquer investimento dessa natureza dizendo "não gostar de pensar". Ao mesmo tempo, afirma que precisa aprender a fazer redação e aí tece críticas à escola, dizendo que tal tarefa é pouco solicitada. Cursava, na ocasião dessa experiência, a 8ª série de uma escola regular e era considerado um ótimo aluno.

A proposta de escrever um livro foi feita a Fe em duas ocasiões diversas e em condições de produção diferentes. Na primeira, um simples convite para escrever um livro, na segunda, a idéia de escrever um livro para publicar. A segunda entusiasmou-o bastante. Anunciou o fato aos pais como algo muito especial. Trabalhou durante algumas sessões, planejando o conteúdo do livro.

Elaborou inicialmente um projeto para o livro, tomando decisões sobre as características físicas e pessoais da personagem, a respeito da época em que se passaria a história, local e ambientes onde os fatos aconteceriam e sobre o enredo. Algumas das características definidas foram modificadas antes que começasse a escrita da história.

Encerrada essa etapa, mostrou-se tenso, comentando ser muito difícil começar. Iniciou, então, uma narrativa oral, falando sobre a vida da personagem. Ao começar a escrita, interrompeu-se, várias e várias vezes, passando a falar da Índia, a conjecturar sobre qual seria o nome mais comum nesse país, a discorrer acerca de abrigo antiaéreo... e desanima-se em escrever sobre tais aspectos... Passa a discutir nomes, locais de origem e logotipos das companhias aéreas conhecidas; faz um ensaio a respeito de nomes e símbolos de uma fictícia empresa aérea, discute a necessidade de realizar uma pesquisa sobre roteiros de vôos... Definiu o enredo como um seqüestro. Interrompe a escrita, que mal inicia, para discutir a violência entre países...

Esse processo se deu em três sessões; na quarta desistiu do projeto de escrever um livro. Justificou-se alegando ter perdido o interesse.

Análise da experiência

Por que Fe não pode inserir-se em outro discurso que não o pedagógico? Por que resiste? Quais as possíveis interpretações para essa posição-sujeito?

"Precisa pensar. Tenho preguiça de pensar" foi o argumento de que se utilizou, pouco tempo depois de ter desistido da proposta.

Calil abordou o processo de titulação de histórias, especialmente a questão de o título preceder a produção da escrita, como prática pedagógica, argumentando que tal prática está determinada por um conceito de escrita segundo o qual é necessário pensar para depois escrever. Estamos tomando esse ponto como reflexão para interpretar a recusa de Fe, uma vez que para nós há semelhança entre o processo de titulação que o autor discute e o desenvolver um projeto, um planejamento para a escrita do livro, como o fez Fe.

Ter um plano implica segui-lo. Fe convoca mais do que um título, define características de uma personagem e, para atendê-las, só pode imaginar que é preciso pensar muito. A estrutura anteriormente estabelecida obriga a encaixar aí o narrado, correndo o risco de ficar privado do movimento discursivo da escrita, em que a escrita vem da própria escrita. Construir as características das personagens *a priori*, de forma descontextualizada, é bastante diferente de construir as posições das personagens no movimento discursivo da escrita.

As condições de produção colocam o sujeito na origem do dizer, nesse caso a posição-sujeito-autor seria a de quem sabe (já sabe) o que vai acontecer e não de quem constrói uma posição. Nessas condições, o projeto para produzir a escrita é ilusório: é preciso "pensar", é preciso ter controle sobre o discurso produzido, o que não é possível. Segundo Pêcheux, são constitutivos de todo e qualquer sujeito os dois esquecimentos: o de tudo o que determina o dizer e o de tudo o que poderia ter sido dito e não foi.

A noite de autógrafos[3] promovida em função de livros produzidos por outros sujeitos com os quais trabalhamos provocou conflitos em Fe. Mostrou-se, desde esse evento, desejoso de escrever um livro e foi aí que fez a revelação: "Precisa pensar. Tenho preguiça de pensar".

Será que um menino que, aos nove anos, com base em um livro que lê, discute a existência de Deus e, aos 13 anos, tece suas considerações sobre a existência de vida em outros planetas "tem preguiça de pensar"?

Talvez seja mais difícil para Fe desaprender que é incapaz, conforme faz crer o discurso pedagógico, do que, para quem está menos contaminado por esse discurso, aprender que é capaz, como foi o caso de outros sujeitos com os quais trabalhamos.

Escrever ou não escrever tem relação direta com a possibilidade de inscrever-se em um discurso da escrita, historicamente constituído e legitimado e refletir o efeito-autor.

Apesar de Fe apresentar condições para escrever, em razão de sua intimidade com os textos do discurso da escrita, pudemos constatar que isso não garante a disponibilidade para escrever. A prática da escritura vai além do domínio formal da língua. Ela tem a ver com uma identificação do sujeito, com uma forma-sujeito "já-lá" prevista para ser ocupada e a possibilidade de, aí, ocupar essa posição específica. Não se identificar nessa posição, como autor, significa não fazê-lo nem com as coerções que esse discurso imprime ao sujeito, nem com o universo imaginário que ele supõe, cujos efeitos de sentido não são controláveis.

---

3. A efetivação do efeito-autor foi trabalhada pelo evento social/acontecimento/noite de autógrafos. Todos os sujeitos que circularam no espaço – aquisição de livros, recebimento da dedicatória – ocuparam a posição de sujeitos-leitores, posição marcada principalmente pelo *acontecimento* – noite de autógrafos – projetando-se como o evento discursivo que pode, nesse caso, constituir o sujeito como autor. Ou seja, o *acontecimento* – noite de autógrafos – colocou os sujeitos na posição de autores, na medida em que autografavam seus livros que eram vendidos para sujeitos-leitores (Balieiro, 2000).

Conclusão

Inicialmente procuramos salientar a dimensão discursiva da escrita, por meio da análise de suas determinações históricas, ideológicas e sociais. Segundo essa visão, tentamos mostrar como se alargam as possibilidades de compreensão dos processos de produção de texto. Essas convicções foram ilustradas nos exemplos aqui descritos e analisados.

Para finalizar, gostaríamos de dizer que acreditamos em uma relação direta entre o fato de a escrita ser reduzida à grafia e concebida como transcrição da oralidade, e a falta de coesão e coerência nos textos. Nesse caso, talvez não seja a uma fluência oral ou à gramática normativa que o sujeito não se adapta, como poderíamos pensar, mas à interdiscursividade da escrita. Por essa razão seu texto não faz sentido, ou pelo menos não o esperado pelo professor ou pelo fonoaudiólogo, ambos numa posição de avaliador.

Por outro lado, não acreditamos que outras práticas sejam dispensáveis no trabalho com a língua. Ao contrário, as experiências de textualização realizadas contaram, em certa medida, com momentos de sistematização lingüística e gramatical, ou seja, com atividades que podem ser consideradas metalingüísticas, bem como com práticas orais. Embora enriquecedoras e necessárias, tais atividades são muito mais proveitosas quando desenvolvidas segundo uma posição-sujeito-autor, para quem elas não produzem o efeito de exclusão.

Referências bibliográficas

ANDREEWSKY, E.; ROSENTHAL, V. Alexias-Afasias: problemas das relações escrita-oral. In: CATACH, N. (org.). *Para uma teoria da língua escrita*. Trad. Fulvia Moreto e Guacira Machado. São Paulo: Ática, 1996.

AUTHIER-REVUZ, J. Falta do dizer, dizer da falta: as palavras do silêncio. In: ORLANDI, E. P. (org.). *Gestos de leitura: da história no discurso*. 2ª ed. Campinas: Unicamp, 1997, pp. 257-80.

BALIEIRO, C. R. *Vamos publicar um livro? A pessoa surda e a escrita na clínica fonoaudiológica*. São Paulo: Unifesp, 2000. (Tese de Doutorado, inédita).

BRANDÃO, H. H. N. *Introdução à análise do discurso*. 5ª ed. Campinas, Unicamp, 1996.

CALIL, E. *Autoria: (e)feitos de relações inconclusas*. Campinas: Unicamp, 1995 (Tese de Doutorado).

COURTINE, J. J. Définition d'orientations théoriques et construction de procédures en analyse du discours. *Philosofiques*, v. IX, n. 2, Paris, 1992.

DE LEMOS, C. T. G. Retrospectiva: interacionismo e aquisição de linguagem. *Delta*, 2(2): 231-48, 1986.

FÉVRIER, J. G. *Histoire de l'écriture*. Paris: Payot, 1959.

FOUCAULT, M. *A arqueologia do saber*. Trad. Luiz Baeta Neves. Rio de Janeiro: Ed. Forense Universitária, 1987.

____________. Qu'est-ce qu'un auteur?. *Litoral*, n. 9. La Discursivité. Paris: Éditions Erès, 1969.

GALLO, S. L. *Discurso da escrita e ensino*. 2ª ed. Campinas: Ed. Unicamp, 1995a.

__________. *Pour une approche discursive de l'enseignement de la langue maternelle*. Paris (Tese defendida no Collège International de Philosophie de Paris, inédita), 1992. Dir. prof. Paul Henry.

__________. *Texto: como apre(e)nder essa matéria?* Campinas: Unicamp (Tese de Doutorado, inédita). Orient. profa. dra. Eni Orlandi.

__________. O ensino da língua materna no Brasil do século XIX: a mãe outra. In: *Discurso e cidadania*. Campinas: Ed. Unicamp, 1995b.

__________. A prática da textualização ou o discurso da escrita e o triângulo dos efeitos simultâneos. Apresentado no Simpósio Internacional de Análise do Discurso. Belo Horizonte, 1997.

GERALDI, J. W. Convívio paradoxal com o ensino da leitura e escrita. *Cad. Est. Ling.*, 31, pp. 127-44, 1996.

HAROCHE, C. L. *Fazer dizer, querer dizer*. São Paulo: Hucitec, 1992.

LACAN, J. O estádio do espelho como formador da função do eu tal como nos revela a experiência psicanalítica. In: *Escritos*. São Paulo: Perspectiva, 1978.

NUNES, J. H. *A formação do leitor brasileiro*. Campinas: Ed. Unicamp, 1992.

ORLANDI, E. *A linguagem e seu funcionamento*. 2ª ed. Campinas: Pontes, 1987.

__________. *Discurso e leitura*. Campinas: Ed. Unicamp, 1990.

__________. *Interpretação – autoria, leitura e efeitos do trabalho simbólico*. Petrópolis: Vozes, 1996.

PÊCHEUX, M. *Semântica e discurso*. Campinas: Ed. Unicamp, 1988

__________. *Discurso: estrutura ou acontecimento?* Campinas: Pontes, 1990.

SAUSSURE, F. *Curso de lingüística geral*. 4ª ed. São Paulo: Cultrix, 1972.

SERRANI, S.; STRACÇALANO, E. Língua(s), discurso e subjetividade: teoria e prática no ensino-aprendizagem de escrita. In: CABRAL e GORSKI. *Lingüística e ensino*. Florianópolis: Insular, 1998.

SOUZA, T. C. *Gestos de Leitura em Línguas de Oralidade*. Rio de Janeiro: UFF, 1996 (mimeo).

TRENCHE, M. C. B. *A criança surda e a linguagem no contexto escolar*. São Paulo: PUC-SP, 1995 (Tese de Doutorado, inédita).

__________. *A inclusão da criança surda no ensino comum. Distúrbios da Comunicação*, 10 (1): 9-19, São Paulo, 1998.

6

Discutindo o uso da sintaxe por estudantes surdos

MARIA CRISTINA DA C. PEREIRA

Este capítulo tem como objetivo discutir algumas questões relacionadas ao uso da sintaxe escrita por estudantes surdos.

A sintaxe tem sido considerada na literatura um dos aspectos que mais dificuldades acarretam na escrita de crianças e adultos surdos. Em geral, os trabalhos relatam as dificuldades apresentadas pelos alunos na estruturação das frases, tanto em referência à ordenação dos vocábulos quanto ao uso dos elementos de ligação, das flexões e da concordância.

Na literatura sobre sintaxe de surdos, os estudos podem ser divididos em descritivos e explanatórios.

Com respeito aos estudos descritivos, ou seja, os que descrevem o desempenho de estudantes surdos na escrita, os autores apontam para um acentuado atraso destes em relação aos ouvintes.

Só para citar algumas pesquisas, Myklebust, por exemplo, comparou a escrita de alunos ouvintes e surdos, entre 7 e 15 anos, e concluiu que o desempenho dos surdos de 15 anos era compatível com o dos ouvintes de 7 anos, o que indica um atraso significativo dos sujeitos surdos.

Kretchsmer se refere ao estudo de Heider e Heider que, em 1940, examinaram composições de estudantes de uma escola de surdos, comparando os resultados obtidos por alunos surdos de 11 a 17 anos com o de ouvintes entre 8 e 14 anos. A comparação revelou, segundo os autores, que os estudantes surdos usavam frases mais simples, curtas e menos flexibilidade na ordenação de vocábulos em frases. Tendiam a empregar frases com estrutura S-V-O, e em relação a frases mais complexas os autores notaram uma preferência por construções que se adequavam a esse padrão, como orações infinitivas ou discurso indireto. Se um conceito semântico pudesse ser codificado com uma variedade de construções sintáticas, os alunos surdos tendiam a selecionar uma forma e usá-la ao longo de sua redação.

Mais recentemente, uma análise de redações escritas por estudantes surdos de quatro níveis diferentes de escolaridade revelou que alunos surdos de 17 anos usavam a mesma proporção de frases complexas que alunos ouvintes de 10 anos em suas produções escritas.

Em estudo recente sobre a produção sintática de surdos expostos ao português, Góes analisou textos produzidos por alunos surdos, de 14 a 26 anos, que freqüentavam duas classes de supletivo do Ensino Fundamental, uma da rede pública municipal e outra da estadual.

Góes constatou diversos desvios em relação ao emprego de regras de construção do português, como uso inadequado ou omissão de preposições, terminação verbal não correspondente à pessoa do verbo, inconsistência de tempo e modo verbal (sobretudo alternância inadequada de presente e passado e terminação incorreta para tempo e pessoa do verbo), flexão inadequada de gênero em adjetivos e artigos, emprego incorreto do pronome pessoal do caso oblíquo etc.

Além das dificuldades no emprego das regras do português, Góes destacou problemas relativos a aspectos de coesão, referentes à referencialidade ou à progressão temática, que tendem a resultar em prejuízo para a coerência do texto, que ela classificou como referenciação ambígua, escolha lexical indevida, ordenação não-convencional de constituintes no enunciado, omissão de constituintes necessários à plena construção de sentidos, inadequações que afetam o inter-relacionamento de suas partes e trazem danos generalizados para a composição de um sentido.

Concluindo, em geral, as pesquisas descritivas afirmam que a escrita dos surdos em relação à de ouvintes tinha frases mais simples e curtas, com maior número de palavras de conteúdo – nomes e verbos – e menor número de elementos funcionais – artigos, preposições e conjunções – e seu estilo era mais rígido e estereotipado com numerosos erros gramaticais.

Em relação às pesquisas explanatórias, elas datam principalmente dos anos 1970 e têm como objetivo "explicar", com base nos princípios da Gramática Gerativo-Transformacional, de Chomsky, as dificuldades no uso da língua por estudantes surdos.

Quigley, com diversos colaboradores, realizou uma série de estudos sobre a compreensão e o uso de estruturas sintáticas complexas por crianças surdas.

Tais estudos baseavam-se geralmente em dados de sujeitos surdos entre 10 e 18 anos, obtidos pela aplicação de um teste de habilidade sintática (TSA) usado para avaliar o desenvolvimento de estruturas sintáticas específicas na linguagem escrita de crianças surdas.

Os dados revelaram que a ordem de dificuldade das estruturas sintáticas era semelhante tanto para as crianças surdas quanto para as ouvintes. A negação (a mais fácil), a conjunção e a formação de perguntas eram as estruturas que ofereciam menos dificuldade aos surdos. As mesmas estruturas eram menos difíceis para os ouvintes, seguindo, no entanto, a seguinte progressão: formação de perguntas (a mais fácil), conjunção e negação. As estruturas que ofereciam mais dificuldade ao surdo foram a relativização (a mais difícil), a complementação, o sistema verbal e a pronominalização. As mais difíceis para as crianças ouvintes foram os verbos (a mais difícil), a relativização, a complementação e a pronominalização.

Segundo esses estudos, as estruturas sintáticas progridem ao longo de estágios de desenvolvimento. As crianças surdas atingem esses estágios com bastante atraso quando comparadas às ouvintes. As crianças surdas adquirem as mesmas regras sintáticas que as ouvintes; entretanto, certas estruturas sintáticas que apareciam na linguagem do surdo inexistiam nas crianças ouvintes e muitas não faziam parte da gramática do inglês. Obviamente, as crianças surdas geravam regras sintáticas peculiares, resultando em uma combinação da gramática do inglês com aproximações dessa gramática.

Apoiados nesses dados, vários pesquisadores sugeriram técnicas para remediação. Em primeiro lugar, para Bersnstein e Tiegerman, os professores deveriam corrigir as regras para facilitar o desenvolvimento sintático correto, em vez de tratar cada desvio sintático isolado. Em segundo, com base no conhecimento referente ao nível de domínio de estruturas sintáticas específicas, os fonoaudiólogos e professores poderiam construir material de linguagem e de leitura apropriados ao conhecimento da criança em relação à sintaxe e ao nível de compreensão.

Uma explicação diferente para as dificuldades sintáticas de alunos surdos é oferecida por Fernandes. Ao analisar a reprodução escrita de histórias por indivíduos surdos, com idade superior a 18 anos e diferentes graus de escolaridade (desde a 4ª série do Ensino Fundamental até o 3º grau completo), a autora observou uso impróprio dos verbos em suas conjugações, tempos e modos; utilização inadequada de preposições; omissão de conectivos e omissão de verbos de ligação, falta de domínio e uso restrito de certas estruturas de coordenação e subordinação. Segundo Fernandes, tais dificuldades não têm de ser encaradas como próprias do surdo, mas de um falante que, privado do contato lingüístico, reflete as mesmas dificuldades apresentadas por um ouvinte no trato com outra língua. Para ela, não é a deficiência que provoca o erro e sim a falta de contato constante com a língua. Por outro lado, alguns erros cometidos pelos surdos são também comuns em falantes com pouca escolaridade e refletem falhas no processo educativo. Diante dessas constatações, Fernandes concluiu que a falta de domínio do instrumental lingüístico deve ser vinculada à surdez apenas no que diz respeito à impossibilidade de exposição contínua ao meio lingüístico e a falhas no processo de reeducação.

Uma discussão sobre os resultados dos estudos referidos aqui deve levar em conta a forma como a língua é concebida no trabalho com alunos surdos.

As crianças surdas, em particular as de pais ouvintes, costumam chegar à idade escolar sem o conhecimento que as outras crianças obtiveram incidental e às vezes formalmente em casa, em virtude da dificuldade de acesso à língua utilizada pela família. Assim, cabe à escola a tarefa de possibilitar o aprendizado, o que vai exigir a aquisição de uma língua.

Até recentemente, visando possibilitar o aprendizado da língua majoritária, os profissionais priorizavam o aprendizado de vocábulos isolados e de estruturas frasais, das mais simples para as mais complexas, as quais eram ensinadas por meio de exercícios de substituição, objetivando memorização e depois generalização das regras. Como resultado de tal prática, os alunos empregavam frases estereotipadas, do tipo SVO, nas quais faltavam os elementos de ligação e as flexões. Assim, embora identificassem significados isolados de palavras, e vários fossem capazes de utilizar as estruturas frasais trabalhadas, não conseguiam fazer uso efetivo da língua e, portanto, não se constituíam como sujeitos de linguagem. Em relação à leitura e à escrita, os alunos aprendiam a codificar e a decodificar vocábulos e frases que muitas vezes não entendiam.

Como sabemos, para ler é essencial ter considerável conhecimento de mundo. Tal conhecimento ajuda o leitor a criar expectativas e hipóteses sobre os significados dos textos, abstrair significado de passagens de texto, não apenas de vocábulos isolados. Permite-lhe lembrar o que leu, um processo que é ajudado pela integração da informação nova ao que ele já conhece. Lane, Hoffmeister e Bahan lembram que para fazer uma boa leitura é necessário ter mais do que a mera experiência; o leitor precisa de uma experiência que foi categorizada e armazenada em termos de linguagem. Esses autores citam que o conhecimento que as crianças trazem para a escola e para os textos que vão ler inclui histórias que lhes foram passadas pelas gerações e adaptadas para transmitir os valores culturais e morais da sociedade em que vivem, assim como fatos do cotidiano, como o que comem, o que fazem etc.

Todo esse conhecimento que as crianças levam para a escola é mediado pela língua e tem um papel vital na habilidade para compreender o texto impresso. Essa mesma idéia é enfatizada por Souza:

> Quem domina uma língua compreende e joga o jogo de referenciar sentido, apreende temas e sabe construí-los a partir de operações discursivas. Quem não domina uma língua copia, repete, esquece palavras, fica estático diante do lápis e do papel, lê palavras – até identifica seu significado de dicionário – mas não é capaz de engendrá-las, artesanalmente, na trama de um texto e muito menos de puxar seus fios e com eles tecer sempre o mesmo mas já um outro tecido. Um pouco mais adiante: Quem não joga o jogo da linguagem apenas produz textos simples, padronizados, réplica de textos escolares, sem sentido, sem função, sem significado... (1996, p. 145)

Fica evidente, portanto, que o fato de os alunos surdos não fazerem uso do português, como as crianças ouvintes quando entram na escola, restringe suas possibilidades discursivas. Nesse sentido cabe a ela propiciar tal desenvolvimento, o que vai incluir não só uma mudança na concepção de língua, mas também no papel do professor e na imagem que este tem dos alunos surdos como interlocutores.

Concebendo a língua como atividade discursiva, cabe ao professor a função de interlocutor na constituição da linguagem pelos alunos. Sua tarefa, como relata Trenche, não se limita a expor os alunos à língua, fixar seus padrões, exercitar e corrigir sua gramática. Sua participação é de co-autor, de interlocutor efetivo, isto é, de responsável pela estruturação do discurso do outro. Nesse processo, a imagem que o professor tem das possibilidades lingüísticas do aluno surdo desempenha um papel importante e pode ser observada no modo como falamos com ele, como interpretamos seus comportamentos e nas atividades propostas.

Inseridos na língua em funcionamento, os alunos vão-se constituir como interlocutores, usando-a na interação com colegas e professores. A sistematização da gramática vai se dar mais tarde, quando os alunos já estiverem utilizando a língua.

Em relação à leitura e à escrita, Lane, Hoffmeister e Bahan enfatizam a importância dos textos como importante fonte de conhecimento e lembram que, quanto mais se lê, maiores a amplitude e a profundidade do que se pode entender. Criticam os materiais de leitura de baixo nível apresentados aos alunos surdos, os quais contribuem bastante para suas dificuldades de leitura.

Para que leiam e escrevam, as crianças surdas, assim como todas as outras, precisam ter conhecimento de mundo de forma que consigam recontextualizar o escrito e daí derivar sentido. Necessitam conhecer a escrita para poder encontrar as palavras, as estruturas das orações, bem como criar estratégias que lhes permitam compreender os textos lidos.

Com o objetivo de ilustrar o efeito de um trabalho que se fundamenta numa concepção discursiva de língua, que concebe o professor como co-autor do aluno e este como capaz de fazer uso da língua, apresento duas amostras de escritas de adolescentes surdos, produzidas em períodos distintos: a primeira é de 1987 e a segunda de 1998. Os dois alunos freqüentaram a mesma escola especial, tiveram a mesma professora,[*] mas há uma diferença marcante entre eles: o primeiro autor usava apenas a modalidade oral na sala de aula, já que, na época, o oralismo era a abordagem utilizada na escola. Já o segundo autor apresenta a Língua de Sinais bem mais desenvolvida do que a oral, usando-a no seu cotidiano.

Ainda que haja uma diferença na forma como a professora se comunica com os alunos nas duas amostras – por meio da fala e de gestos na primeira amostra e da fala e de sinais da Língua Brasileira de Sinais (LIBRAS) na segunda –, ela sempre teve como preocupação em seu trabalho desenvolver nos alunos o gosto pela escrita, promover a produção de textos e com base neles trabalhar a gramática da língua portuguesa.

Para desenvolver o gosto pela leitura e assim possibilitar a aquisição de conhecimento, de mundo e de língua, os alunos são expostos a diferentes tipos de texto: didático, científico, literário em prosa e em verso, pictórico, entre outros.

---

* Agradeço à professora de língua portuguesa no Instituto Educacional São Paulo, Divisão de Educação e Reabilitação dos Distúrbios da Comunicação, PUC-SP, Carmen Lucia de Oliveira, ter-me fornecido as amostras, bem como as informações sobre como desenvolve seu trabalho.

Partindo do princípio de que seria infrutífero pedir aos alunos que escrevessem um texto, sem que tivessem conteúdo suficiente para fazê-lo, a professora enfatiza a leitura, a conversa e a pesquisa, antecedendo a produção de textos.

Além do conteúdo, existe uma preocupação por parte da professora de que os alunos aprendam sobre o funcionamento da língua. Assim, com base nos textos, produzidos ou não pelos alunos, a professora trabalha as categorias morfológicas e diferentes estruturas sintáticas.

Quanto ao trabalho de criação do texto, os alunos são incentivados a escrever sem preocupação com a correção gramatical. O estímulo para a criação pode vir de um tema discutido, de um título apresentado, de uma experiência vivenciada, de uma palavra ou de um grupo de palavras sugestivas.

Após escreverem livremente, a professora pede que passem os textos a limpo, agora sim prestando atenção à forma como redigiram. Quando há alguma dúvida, ela responde ao aluno, sem que, no entanto, proceda a nenhuma correção em sua produção escrita.

AMOSTRA 1

Escreva sobre uma festa junina.

Quando, eu fui em Altânia que meu primo ficou muito feliz de mim.

Ele gostou de mim que eu veio na casa dele para conversar. Depois, a esposa dele pediu-me:

– Vamos lá na festa São João às 7:30hs da noite.

Eu quis ir na festa São João mas inacessivel para paquerar com as garotas.

Meu primo vai ajudar onde tem muitas garotas.

Depois eu e a família do meu primo fomos a festa para comer as coisas delícias. O meu primo só gosta de beber a cenceja que eu falei p/ ele, essa não é bom. Porque a sua barriga está cheio.

Mas meu primo não obedece-me.

Eu estou procurando para paquerar, as garotinhas escreveram uma cartinha de elegante e doou de mim.

Eu li a das garotas, mas essa uma carta tem muito nomes delas.
Eu perguntei para o primo:
– Como vou pegar as garotas?
Ele respondeu:
– Você escolha!
Eu estava sozinho e procurando, achei as garotas lindonas.
Eu já escolhi...
O meu primo e a esposa dele estão procurando de mim que eles foram embora para casa deles.
Eu fico sozinho que estava junto com a minha namorada.

AMOSTRA 2

Crie um texto, mostrando esse diálogo. Duas pessoas começaram a conversar durante uma viagem de ônibus.

No 11 de novembro de 1998, às 20 hs., em Porto Alegre, no rodoviária, alto-falante diz que o ônibus de New México vai partir e um homem podia perdê-lo e correu, desceu,. Correu, parou na frente do motorista no plataforma e diz:
– Será é esse para New México?
– É, chegou na hora certa. Respondeu o motorista.
O homem entrou no ônibus e sentou no último, mas tinha uma mulher bonita lá. Ele reclinou o banco e diz:
– Terá paciência com 9 dia para chegar no New México.
– Pode ser! Respondeu a mulher.
– Ele se apresentou ela:
– Roberto Tomé Artur Silvia.
– Marya Sueli Cavalleli.
– Para que você vai lá?
– Só fazer turismo lá, esse viagem era muito meu desejo e você?
– Eu vou vender os meus utensílios de cozinha para New México.
– Que legar! Sabe falar em espanhol?
– Sei, como você vai fazer lá?
– Não sei, talvez vou chamar um guia para mim.
– Não precisa de nenhuma de guia, eu conheço muito lá.
– Verdade, pode me guiar. Ah, eu sei que você não pode.

– Não, só um dia vou vender e depois vou fazer turismo. Você quer ir comigo?

– Aceito, nossa, já amanheceu rápido?

– Não, nós estamos em Argentina e a hora muda.

– Você é Quem-Sabe-Tudo?

– Porque eu era professor de História e Geografia de uma escola Federal, por isso eu aprendi muito.

– Nossa, que sabedoria.

– Não me diga.

– Eu era garçonete de um restaurante famoso da Porto Alegre.

– Ei! Eu já fui lá no dia 20 de agosto, mas não vi você.

– Eu sei, fui mandada embora no dia 11 de agosto.

– Você ficou sem emprego de três meses?

– Não, depois virei ser a babá do hospital. Mas morei com minha mãe.

– Que pena! Ah!

– Não gostaria deixar você com tanto de sono.

– Pode dormir à vontade.

– Muito obrigada, vou dormir, tá. Boa noite.

– Idem.

Ambos começaram a gostar muito, dormiram, mas poucas horas depois, Marya se acomodou e pôs o braço na barriga do Roberto e ele se acordou e ficando pensando: "Como eu posso falar com ela que eu sou noivo, mas eu amo muito da Marya" e voltou dormir.

Passando 8 dias, eles conversaram muito e só alguns quilômetros para chegar no New México. Marya estava dormindo enquanto Roberto assistindo ao filme na televisão e ela se acordou.

– Não queria te acordar de novo, Marya.

– Imagina, bom dia, que dia lindo!

– Bom dia, é verdade.

Mas Marya também é noiva e diz:

– Desculpe, eu não falei uma coisa da minha vida, Roberto.

– Olhe, eu sou noivo, mas a minha noiva é mais fresca para mim.

– Também sou noiva, mas o meu noivo não gosta que eu trabalhar no hospital.

– Mas eu amo você!

– Também amo você!

Eles se beijaram, amavam muito!

O ônibus chegou em New México, dia 20 de novembro, ambos conseguiram achar um suite do hotel chique, depois foram uma empresa famosa, conseguiram vender os utensílios de cozinha, depois eles foram fazer turismo até dia 25 de novembro, os dois precisavam ir embora para Porto Alegre. Eles combinam como eles pode encontrar:

– Quer que eu e você encontrarmos em depois dois meses para podemos terminar os nosso noivos e no dia 25 de Janeiro de 1.999, a gente pode encontrar no Rio de Janeiro, em Corcovado, às 14 hs.

– Vai dar certo?

– Tenho certeza que daria certo.

Passando dois meses, no Rio de Janeiro, Roberto lembrou um vaso de favorita da Marya, procurou uma loja de vaso, comprou, levou o presente e foi esperar no Corcovado. Marya estava perto do Corcovado e atravessou, mas foi logo atropelada. Roberto esperou dia todo com presente, até noite, e decidiu esperar mais, andando triste e um funcionário do Corcovado falou:

– Por que está triste?

– Porque estou esperando uma mulher que chama Marya me encontrar aqui, mas ela não veio.

– Ah! Eu vi uma mulher foi atropelada pela avenida, não sei será é Sra. Marya?

– Marya! Ela morreu?

– Não sei? O hospital fica perto bem ali.

– Muito obrigado pelo informação.

O médico falou para Marya:

– Você está bem, mas só com as suas pernas não vai melhorar.

– Muito obrigada, doutor.

As duas enfermeiras ajudaram a Marya sentar uma cadeira de rodas.

Roberto saiu com muito agitação, entrou no hospital, perguntou para uma enfermeira:

– Onde fica o quarto da Marya?

– Bem ali, porta 203. Pode ir.

– Obrigado.

E ele correu, parou na frente a porta 203, abriu a porta e viu Marya está sentada uma cadeira de rodas e diz:
– Fiquei te esperando, o que aconteceu com você?
– Desculpe, você não vai me amar mais, porque estou assim.
Marya está envergonhando, e Roberto diz:
– Não fique assim, eu quero casar com você! Você quer?
– Oh! Você é o meu amor! Sim, aceito!
Roberto pegou a Marya, levantou, abraçando, girando.
– Que emocionante! Diz uma enfermeira.
Cinco anos depois, o Roberto chega em casa.
– Papai!
– Renato, vem meu filho! Cadê a sua mãe?
Marya sai à porta com cadeira de rodas, beija o Roberto e diz:
– Tenho uma suspressa para você! Estou grávida! É menina!
– Eu não acredito!
Eles viveram muito felizes!

Uma análise dos textos em relação ao conteúdo e ao uso do português revela semelhanças e diferenças entre eles.

Quanto ao conteúdo, os dois textos abordam temas semelhantes, como namoro e romance, os preferidos pelos adolescentes, grupo em que se incluem os dois autores.

Em relação às diferenças, ainda que os dois revelem conhecimento de mundo por parte dos autores, existem diferenças visíveis entre eles.

O primeiro texto revela conhecimento que parece ter sido extraído das vivências do autor, como correio elegante, comum nas festas juninas, bem como a crença de que "não se deve beber cerveja com a barriga cheia".

O segundo texto traz uma variedade bem maior de informações, algumas com aparente origem na vivência do aluno com novelas, cinema e outras que parecem ter resultado de aprendizagem. Refiro-me aqui aos conceitos de espaço e de tempo, tão bem utilizados pelo autor.

Nesse ponto parece-me importante lembrar que o segundo aluno é usuário fluente da Língua de Sinais Brasileira, o que pode ter contribuído para a riqueza do conteúdo em seu texto. Por ser uma língua de modalidade visuoespacial, a Língua de Sinais não oferece nenhuma dificuldade aos surdos. É ela que vai possibilitar, em um primeiro momento, a constituição de conhecimento de mundo, tornando possível aos alunos surdos entender o que lêem, deixando de ser meros decodificadores da escrita.

Adquirida a Língua de Sinais, ela terá um papel fundamental na aquisição da segunda língua, o português, que será adquirida por meio da leitura e da escrita. Já a língua escrita, por ser totalmente acessível à visão, é considerada uma fonte necessária pela qual o surdo possa construir suas habilidades de língua.

Quanto ao uso do português, embora se observem algumas inadequações no emprego da gramática ou mesmo na escrita, estas não interferem na compreensão dos textos. Além disso, os problemas que podem ser observados não se assemelham nem de longe aos referidos por Quigley e colaboradores, Góes ou Fernandes. Os textos apresentam coesão, notando-se a presença de um variado número de recursos coesivos, como o uso de conjunções e de advérbios, a manutenção dos tempos e das flexões verbais, entre outros. As categorias gramaticais foram todas usadas e as eventuais alterações não constituem normas de uso por parte dos autores.

Ainda quanto ao uso do português, os dois alunos obedecem às regras de pontuação e utilizam os discursos direto e indireto.

Concluindo, a análise de amostras de escrita de alunos surdos, submetidos a um trabalho de linguagem que privilegia a atividade discursiva e no qual a preocupação não está na combinação de vocábulos em frases, mas no emprego da língua, revelou que eles podem produzir textos ricos em conteúdo e bastante adequados do ponto de vista do uso do português. A meu ver, o trabalho com uma língua, seja ela o português ou a Língua de Sinais, no caso dos alunos surdos, deve focalizar primeiro o uso da língua em diferentes contextos e só depois proceder ao ensino/aprendizado da gramática. É dessa forma que, acredito, poderão ser obtidos resultados diferentes dos referidos no início deste trabalho.

Referências bibliográficas

BERNSTEIN, D.; TIEGERMAN, E. *Language and communication disorders in children*. Londres: Charles E. Merrill Publishing Company, 1985.

FERNANDES, E. *Problemas lingüísticos e cognitivos do surdo*. Rio de Janeiro: Agir, 1990.

GOÉS, M. C. R. *Linguagem, surdez e educação*. Campinas: Autores Associados, 1996.

HEIDER, F.; HEIDER, E. A comparison of sentence structure of deaf and hearing children. *Psychological Monographs*, 52, pp. 42-103, 1940.

KRETSCHMER, R. R. Jr.; KRETSCHMER, L. Language in Perspective. In: LUTERMAN, D. (ed.). *Deafness in perspective*. California: College Hill Press, 1986.

LANE, H.; HOFFMEISTER, R.; BAHAN, B. *A journey into the deaf-world*. San Diego, California: Dawn Sign Press, 1996.

MYKLEBUST, H. *The psychology of deafness*. 2ª ed. Nova York: Grune & Straton, 1964.

QUIGLEY, S.; SMITH, N.; WILBUR, R. Comprehension of relativized sentences by deaf students. *Journal of Speech and Hearing Research*, 17, pp. 325-41, 1974.

QUIGLEY, S; WILBUR, R.; MONTANELLI, D. Question formation in the language of deaf students. *Journal of Speech and Hearing Research*, 17, pp. 699-713, 1974.

_________. Complement structures in the language of deaf students. *Journal of Speech and Hearing Research*, 19, pp. 448-57, 1976.

SOUZA, R. M. Aspectos lingüísticos a serem considerados na relação professor ouvinte e aluno surdo no ensino da língua escrita. In: CICCONE, M. (ed.). *Comunicação total – introdução – estratégias – a pessoa surda*. 2ª ed. Rio de Janeiro: Cultura Médica, 1996.

TAYLOR, B. *A language analysis of the writing of deaf children*. Florida State University, 1969. (Unpublished doctoral dissertation)

TRENCHE, M. C. B. *A criança surda e a linguagem no contexto escolar*. São Paulo: PUC-SP, 1995. (Tese de Doutorado)

7

Oficina de leitura com adolescentes surdos: uma proposta fonoaudiológica*

BEATRIZ C. A. MENDES
BEATRIZ C. A. CAIUBY NOVAES

Ao se sugerir um estudo sobre a leitura e a surdez, parece oportuno pensar em uma proposta que analise o processo de leitura para direcionar, aprimorar e avançar no trabalho com o surdo. O domínio da língua, a fluência verbal, o domínio das situações de comunicação, o conhecimento de mundo e a história de cada indivíduo levam a uma heterogeneidade da população de surdos. Em vista disso, visões de leitura, comuns na literatura específica da deficiência auditiva, que estabelecem níveis comparativos à população de ouvintes, não parecem responder às necessidades deste trabalho. Assim, buscamos uma visão de leitura que permitisse a análise e a discussão do processo individual de cada sujeito-leitor.

A leitura tem sido vista por lingüistas e educadores como um processo complexo, uma atividade essencialmente construtiva. É um processo interativo, no sentido de que diversos tipos de conhecimento do leitor, como o de mundo, o lingüístico e o textual são ati-

---

* O conteúdo deste capítulo descreve uma parte do material desenvolvido como dissertação de mestrado de Beatriz Mendes.

vados e interagem com o texto, possibilitando a construção do significado e a compreensão. O leitor participa ativamente desse processo, tomando decisões, predizendo, analisando e verificando suas hipóteses, utilizando para isso estratégias cognitivas e metacognitivas.

Esta é uma das maneiras de explicar o processo de leitura, considerado até hoje um processo bastante complexo. Mas a palavra *leitura* envolve muito mais que a definição do seu processo de compreensão. Há inúmeros objetos, diversos sentidos e modos de leitura diretamente relacionados ao conhecimento, à experiência e às emoções do leitor. E sempre existirá algo a ser lido, uma finalidade e a intenção de ler.

Se considerarmos a leitura nesse sentido mais amplo, podem-se ler textos, figuras, rostos, gestos, cenas, atitudes, enfim, inúmeros objetos, que receberão o seu significado de acordo com o propósito e as características do sujeito-leitor e da situação de leitura. Assim, não existe uma única maneira de explicar a leitura, pois são vários os fatores que envolvem o ato de ler, fatores bastante individuais.

Essas características do sujeito integram o ato de ler, pois ele é um personagem, um participante ativo desse processo. Seu conhecimento anterior e suas experiências são fundamentais para desencadear a leitura, mas existem outros fatores de importante papel: a motivação, o desejo e o prazer que obtém da leitura, enfim, suas emoções. Segundo Barthes, diferentes maneiras possibilitam o sentimento de prazer do leitor: por meio das palavras, do texto, do próprio arranjo das palavras, que envolvem o leitor e o levam a continuar a leitura; por meio do suspense, ou seja, do movimento do texto, que ocorre inversamente ao tédio na leitura; e da escrita, pois a leitura é a condutora do desejo de escrever.

O foco deste trabalho está na leitura do texto escrito, da palavra, que apesar da delimitação do objeto não deixa de englobar o que existe por trás do texto lido, o que há por dentro das palavras e não está explícito. Ler não é só a decodificação da letra, da palavra, do sentido e da estrutura do texto; ler é decifrar, captar, aprender, construir, amontoar idéias, associações, excitações, é tornar a leitura objeto de uma nova leitura.

Já que a leitura não ocorre da mesma forma em todos os momentos, pois é uma ação individual, que depende tanto do sujeito-leitor quanto do texto e da situação de leitura, ao analisar esse processo, deve-se olhar para o indivíduo em diversas situações de interação com vários textos, objetivos e condições de leitura. Nessa visão interativa – inúmeros fatores interagindo num processo dinâmico de construção de significado –, pesquisar a leitura implica focalizar o processo de leitura do sujeito, verificando como lê em diversas situações e momentos de leitura e não o que ele não faz e não consegue. Dessa forma, a pesquisa poderá contribuir e avançar no trabalho com a leitura e no processo de aprendizado do sujeito-leitor.

As dificuldades apresentadas por muitas crianças, jovens e adultos surdos, sobretudo no que diz respeito à compreensão do texto escrito e aos baixos níveis de leitura alcançados, levam a discussões em torno de métodos de alfabetização, educação e modalidades lingüísticas. Adolescentes surdos com diferentes características no que diz respeito ao domínio de língua oral procuram o atendimento fonoaudiológico e/ou pedagógico devido à dificuldade com a leitura e a escrita. É nessa fase que tais dificuldades evidenciam-se, pois estão terminando o Ensino Fundamental ou iniciando o Ensino Médio, quando as diversas matérias e os vários professores exigem mais e a leitura torna-se um ponto crítico para o desempenho escolar, o que os induz a buscar um trabalho que os auxilie principalmente na melhora da compreensão da leitura. Conhecendo, na prática clínica, as dificuldades apresentadas por esses sujeitos, o trabalho com a leitura constitui um aspecto importante a ser discutido na clínica fonoaudiológica.

O trabalho com a leitura realizado com esses adolescentes volta-se, em especial, para o conhecimento do processo de leitura, utilizando para isso diversos textos que desencadeiem outros interesses e motivação pelo trabalho. No atendimento terapêutico a esses sujeitos, o principal objetivo é a leitura e a melhora da compreensão, processo no qual estão envolvidos fatores que têm relação direta com a surdez e com a leitura desses adolescentes. Dentre eles, destacam-se o domínio da língua, o conhecimento anterior, incluindo o lingüístico e o de mundo e estratégias de comunicação.

Um trabalho em grupo com a leitura e a escrita com esses adolescentes foi proposto segundo uma visão interativa do processo de compreensão da leitura, considerada uma ação individual, que depende do engajamento de diversos elementos e fatores, tanto do sujeito-leitor quanto da situação de leitura. Dentro dessa visão, o enfoque volta-se para o processo de leitura do sujeito-leitor, refletindo e discutindo sobre suas hipóteses, no sentido de conhecer o seu próprio processo de compreensão. A esse enquadre denominamos Oficina de Leitura.

Esse tipo de trabalho com os sujeitos que procuravam o atendimento fonoaudiológico era de evidente importância e ao mesmo tempo necessário. Acreditávamos, de acordo com nossa experiência, que esses adolescentes iriam beneficiar-se de um trabalho voltado para a leitura, o qual poderia acontecer num grupo, com outros adolescentes surdos.

Este capítulo discute a experiência com uma Oficina de Leitura, enfocando intervenções do terapeuta visando à melhora da compreensão de leitura e sua articulação com as estratégias de compreensão que os adolescentes surdos utilizam na descoberta do significado do texto. Além disso, são abordadas questões quanto à dinâmica do trabalho em grupo e suas implicações.

O processo de leitura

O processo de leitura tem sido descrito na literatura segundo modelos que diferem principalmente no modo como os elementos são incorporados e como a ênfase é dada a eles. A maior parte deles pode ser classificada dentro de três grupos básicos de processamento de informações: *bottom-up* ou ascendente, *top-down* ou descendente e interativo.

Bottom-up ou ascendente é o processamento em que os elementos do texto são integrados da menor unidade para a maior (da micro para a macroestrutura), para se chegar ao significado, daí o nome ascendente. O leitor faz uso linear e indutivo das informações visuais, lingüísticas e o significado é construído pelo processo de análise e síntese do sentido das partes presentes no texto.

Já no modelo de processamento *top-down* ou descendente, o conhecimento prévio e sua interação no processo de leitura e compreensão do texto são enfatizados, sendo usados poucos detalhes do texto para construir o significado. Os elementos do texto são integrados da maior para a menor unidade (da macro para a microestrutura). Esse processamento é responsável pela formulação de hipóteses mediante as expectativas do leitor, o seu conhecimento prévio e o contexto.

A leitura como processo interativo surge para eliminar a idéia de que o processo de leitura é unidirecional e hierarquizado. Nos modelos interativos, ambos os tipos de processamento inter-relacionam-se no processo de acesso ao sentido do texto. As diversas modalidades de conhecimento (lingüístico, textual e de mundo) ou fontes de informação têm igual importância na compreensão da leitura, ou seja, a compreensão ocorre por processamentos simultâneos em todos os níveis de análise. Todo esse conhecimento anterior, o conhecimento prévio, está armazenado na memória do leitor e a maneira como é ativado interfere na compreensão da leitura. Como afirmou Kleiman (1989b), o engajamento de fatores como percepção, atenção e memória é essencial para a construção do sentido do texto. Em outro momento Kleiman (1989a) apontou que, nessa visão, o leitor é caracterizado como sujeito cognitivo e o texto como objeto formal, e a relação estabelecida entre eles determina as diferentes leituras possíveis de ser encontradas. Esse processo não é arbitrário, pois as hipóteses de leitura, levantadas pelos leitores, devem ser verificadas mediante a depreensão de aspectos formais. Outro fator relevante a ser levantado é que não há apenas uma leitura possível, pois cada sujeito impõe a sua estrutura de conhecimento ao texto.

Acredita-se que não exista um único processo de leitura, e sim que o leitor escolha as estratégias e utilize o tipo de processo, dependendo da situação e de condições como o grau de maturidade do sujeito como leitor, o nível de complexidade do texto, o estilo individual, o gênero do texto, o objetivo da leitura, a motivação para a leitura, e o grau de conhecimento prévio do assunto tratado.

O leitor maduro é o que usa, de forma adequada e no momento apropriado, os dois tipos de processo, ascendente e descendente, complementando-os. Ou seja, ele utiliza o modelo interativo, privilegiando um ou outro processo, de acordo com seus objetivos de leitura e com as dificuldades encontradas. É o chamado processo de monitoração da leitura. Esse leitor tem um controle consciente e ativo de seu comportamento, em que a escolha desses processos é uma estratégia metacognitiva. O processo de monitoração é uma característica muito importante do leitor proficiente, sendo ele a única forma de assegurar a compreensão.

Leitores menos proficientes tendem a privilegiar ou superestimar determinado tipo desses processos isoladamente, acarretando falhas na compreensão. Nesse caso, não ocorreu a inter-relação dos diferentes processos disponíveis, ou seja, o leitor não utilizou as estratégias apropriadas para chegar ao sentido do texto. Alguns autores apontados por Kato (1990) concluem que os maus leitores são os que, em vez de fazerem uma leitura textual precisa, procuram, com base em seu conhecimento de mundo, justamente fazer adivinhações, quase sempre malsucedidas. Aqui, as dificuldades de leitura são atribuídas ao uso excessivo de adivinhações, estratégia própria do processamento descendente.

O desempenho na leitura parece ser influenciado por fatores contextuais e por outros relacionados às características do próprio leitor. A memória armazena todo o conhecimento adquirido ao longo da vida do leitor e a utilização desse conhecimento anterior ou prévio caracteriza o processo de compreensão de um texto. Vários tipos de conhecimento participam desse processo: lingüístico, textual e o conhecimento de mundo.

O conhecimento lingüístico é o do próprio uso da língua. Abrange desde o conhecimento de como pronunciar determinada língua, conhecimento de vocabulário e regras da língua. Esse tipo de conhecimento desempenha um papel central no processamento do texto, isto é, no agrupamento das unidades menores do texto em unidades maiores, significativas. A falta de conceituação ou do próprio nome dos objetos concretos pode trazer problemas de ordem lingüística à compreensão do texto.

Mas o conhecimento lingüístico por si só, muitas vezes, não permite a construção do sentido da leitura ou é insuficiente para tal. Nesse caso, entra em ação outro tipo de conhecimento, o textual, que é o conjunto de noções e conceitos sobre o texto. O leitor, mediante seu conhecimento textual, pode conhecer a estrutura do texto, ou seja, os tipos de texto e as formas de discurso apresentadas. Faz parte também desse conhecimento a classificação do texto de acordo com o caráter da interação entre autor e leitor, que levará este a tomar decisões na continuidade do processo da leitura. Conhecer as estruturas do texto e as modalidades de discurso permitirá ao leitor predizer e antecipar informações em relação ao texto.

A pouca familiaridade com o assunto do texto pode causar a incompreensão. Isso se deve a falhas no chamado conhecimento de mundo ou enciclopédico. Esse tipo de conhecimento não está explícito no texto; ele é ativado na memória por elementos formais fornecidos pelo texto. Pode ser adquirido formal (enciclopédico) ou informalmente, por meio de experiências anteriores e do convívio na sociedade.

Na visão da leitura como processo interativo, acredita-se que o leitor está sempre levantando hipóteses e avaliando-as. É pela ativação do conhecimento prévio que o leitor faz as inferências necessárias para relacionar as partes do texto ao todo coerente. No entanto, somente possuir esses conhecimentos anteriores, chamados de esquemas, não é suficiente. O leitor tem de saber ativar o esquema relevante para aquela determinada situação e combinar as estratégias utilizadas de forma a chegar ao sentido ou à interpretação pretendida pelo autor.

A escolha desses esquemas e processos é uma estratégia metacognitiva, isto é, o leitor tem um controle consciente e ativo do seu comportamento. As estratégias utilizadas nesse processo de acesso à compreensão são determinadas por vários fatores abordados por Kato (1990), como o grau de novidade do texto, o local do texto, o objetivo da leitura, a motivação para a leitura etc.

São considerados aqui dois tipos de estratégia. A estratégia cognitiva, que é um processo inferencial, de natureza inconsciente e automática; e a estratégia metacognitiva, de natureza consciente, que regula a desautomatização consciente das estratégias cognitivas. As estratégias metacognitivas são empregadas quando o leitor sente alguma falha na sua compreensão e quando lê com o propósito de memorização e aprendizagem. O leitor recorre às estratégias de acordo com a complexidade do estímulo, podendo variar as estratégias.

Outro fator que determina a procura de estratégias e a posterior compreensão é o estabelecimento de objetivos e propósitos claros para a leitura. Kato (1990) e Kleiman (1989b) descrevem uma melhora significativa na capacidade de processamento e de memória quando é fornecido um objetivo a determinada tarefa, pois o leitor perceberá melhor o texto e suas informações, alcançando mais facilmente a compreensão.

Concluindo, a leitura é um processo cognitivo. Em algumas situações, porém, faz-se necessário o controle deste mediante estratégias metacognitivas de estabelecimento e monitoração de objetivos e desautomatização do processo de compreensão da leitura. Bastante complexo, ele envolve o sujeito-leitor e o material a ser lido em uma situação e um momento únicos daquela leitura. Refletir sobre o seu próprio movimento de compreensão auxilia o leitor a entender e conhecer melhor tal processo de leitura.

Leitura e surdez

As pesquisas que relacionam a leitura e a surdez apontam como um dos grandes problemas para a dificuldade no processo de leitura a falta de domínio da língua. Kampfe e Turecheck afirmam existir um déficit lingüístico na criança surda, que resulta em dificuldades de leitura. Segundo esses autores, a criança surda chega aos cinco anos com menor habilidade lingüística que a criança ouvinte, pois não tem todas as oportunidades de escutar durante o período de desenvolvimento da linguagem e geralmente apresenta dificuldades na comunicação.

Estudos comparativos pouco têm a acrescentar ao conhecimento do processo de compreensão de leitura pelo surdo. Esses trabalhos enfocam, na sua maioria, diferenças e dificuldades inerentes à história escolar e de reabilitação de cada indivíduo.

Existe grande concordância entre os autores de que o surdo representado nas pesquisas publicadas é considerado mau leitor. Resultados desses trabalhos concluem que o surdo apresenta dificuldades na compreensão do texto escrito e não alcança níveis de leitura correspondentes aos seus pares ouvintes.

Em geral, a literatura problematiza essa questão em três enfoques distintos: os trabalhos que procuram definir as características e as dificuldades de leitura apresentadas pelos sujeitos surdos; os trabalhos que usam o nível acadêmico alcançado e a leitura, como parâmetro de avaliação e desenvolvimento de abordagens metodológicas; e, embora em menor número, os trabalhos que iniciam uma discussão sobre estratégias para melhorar a compreensão de leitura dos surdos.

Características e dificuldades do leitor surdo

Uma das principais causas da dificuldade de leitura apresentada pelo surdo tem sido apontada como o problema com o domínio da língua. Seja a língua gestual ou oral, as pesquisas passam a discutir quais são essas dificuldades e como são caracterizadas as habilidades de leitura do surdo.

Os níveis de leitura encontrados nos estudos com sujeitos surdos são estabelecidos com base em critérios de testes construídos e padronizados para ouvintes, ou especialmente criados e adaptados para os sujeitos surdos, mas não são instrumentos padronizados. O emprego dos testes é muito debatido entre os pesquisadores, mas costuma-se usá-los para determinar formas de instrução da leitura e da seleção de materiais. O nível de leitura também é utilizado como parâmetro do desenvolvimento escolar, como forma de justificar o método e a abordagem educacional em pauta, na busca da melhor opção. Devido ao largo emprego dos testes, recomendam-se algumas modificações e adaptações, principalmente na parte oral.

As dificuldades com a leitura ocasionam problemas de compreensão do texto escrito. Podem-se levantar aqui diversas variáveis do texto e do leitor, em que são encontrados os maiores problemas: muitos leitores surdos têm pouco conhecimento de vocabulário, o qual exige maior elaboração que a simples definição da palavra; dificuldades com a sintaxe do material de leitura, que compromete a compreensão; pouco conhecimento da linguagem figurada, que pode estar relacionado à pouca exposição a expressões idiomáticas e linguagem metafórica e à sua habilidade de linguagem; uso inadequado de estratégias para a compreensão da leitura; dificuldades em fazer inferências. Ou seja, problemas com o conhecimento prévio, experiências anteriores, vocabulário, sintaxe, domínio da língua, ao lado do uso inadequado de estratégias levam a dificuldades na compreensão do texto escrito.

Um dos fatores que interferem na leitura de um texto é a habilidade para usar o conhecimento de mundo para inferir segundo suas experiências, dando significado à escrita. As dificuldades de comunicação e de leitura levam, geralmente, a uma redução do conhecimento de mundo, limitando o enriquecimento dos esquemas contextuais e gerando problemas para receber informações novas e ampliar seus conhecimentos.

A grande maioria dos autores que descrevem o leitor surdo relata dificuldades com o conhecimento de vocabulário e sintaxe apresentadas por esses sujeitos. Essas dificuldades acarretam problemas na compreensão da leitura e levam ao uso de determinadas estratégias. Por exemplo, conduzem o leitor a uma compreensão literal do significado da palavra, gerando dificuldades na interpretação da linguagem figurada pela maioria dos indivíduos surdos. Duas pesquisas, a de Quigley e King e a de Erickson, afirmam não existir nenhuma inabilidade cognitiva para a compreensão da linguagem figurada; apenas não foi ensinado aos leitores surdos interpretar esse tipo de linguagem, utilizando estratégias metacognitivas.

Segundo trabalhos sobre distúrbios de leitura, o problema centra-se no uso de estratégias ineficazes e na falta de conhecimento, que se origina no ensino da leitura. Para o surdo, há um agravante maior, a privação da audição, que traz transtornos para o desenvolvimento de linguagem.

Toda a literatura estudada indica a tendência que o surdo tem para utilizar os processos descendentes (*top-down*) na leitura, ou seja, apóia-se nas informações oriundas do contexto, indicando uma inabilidade no processamento de palavras, característica comum também entre leitores jovens e maus leitores.

Goodman aponta justamente o contrário, pois, em seus estudos, observa que os leitores que mais fazem adivinhações e predições são os melhores e mais proficientes. Vale ressaltar aqui que a adivinhação por si só muitas vezes não leva à compreensão; ela deve ser seguida de verificação para confirmação ou reformulação. Maus leitores, na maioria das vezes, privilegiam um único processo; no caso citado, o processo ascendente estaria sendo desprezado.

Leitura e propostas escolares

Quigley e King argumentam que os problemas de leitura apresentados por indivíduos surdos têm sido atribuídos ao nível de automaticidade da língua na época do aprendizado da leitura. Ou seja, a criança surda iniciaria o processo de aprendizado da leitura com o conhecimento de mundo limitado e as habilidades cognitivas e lingüísticas deficientes. Segundo os autores, tudo isso resulta em problemas de decodificação, inferência e predição, afetando, obviamente, o processo de compreensão de leitura. Ainda nesse enfoque, outros estudos tentam relacionar os níveis de leitura alcançados pelos surdos com a língua dos pais, gestual ou oral. Tais estudos não são conclusivos, pois essa relação nem sempre pode ser demonstrada.

Quanto ao nível de leitura e acadêmico alcançado pelos estudantes surdos em relação ao método de reabilitação, as pesquisas não mostram diferenças significativas para os surdos de uma abordagem oral ou gestual. Mas os resultados encontrados em comparação com os seus pares ouvintes são muito mais baixos.

Estudos apontam para características individuais de alguns estudantes surdos, que apresentam desempenhos melhores na compreensão da leitura. Quigley e King descrevem algumas pesquisas realizadas com esses sujeitos, as quais concluem que o grau da perda auditiva é inversamente proporcional à compreensão da leitura; a época da aquisição da deficiência auditiva também interfere no desempenho da leitura. Tais dados estão relacionados à habilidade de compreensão e ao uso da língua oral. É notório que os sujeitos que revelam melhor domínio da língua oral costumam apresentar menos dificuldades na compreensão da leitura. Quigley e Paul acrescentam a esse domínio da língua oral características como alto nível socioeconômico das famílias, além de tipo e qualidade da educação e reabilitação dos sujeitos. Segundo os autores, o melhor nível acadêmico alcançado está associado a esse grupo diferenciado de estudantes surdos.

A maior parte da literatura exibe os resultados de grupos de estudantes surdos institucionalizados. Poucos estudos trazem referências de indivíduos surdos integrados em classes especiais e/ou regulares, que freqüentam programas de reabilitação. Os resultados demonstram que esses estudantes apresentam desempenho melhor que os da escola especial, principalmente devido às suas habilidades de linguagem verbal bem desenvolvidas, que facilitam a aquisição das habilidades de leitura. Connor, Conway, assim como Quigley e Paul apontam ainda para o número desconhecido de estudantes surdos totalmente integrados em escolas regulares, que podem apresentar desenvolvimento de linguagem e níveis de leitura satisfatórios. Porém, é preciso enfatizar que os bons resultados acadêmicos apresentados não devem ser atribuídos a um único fator, pois as variáveis são muitas e não se pode estabelecer uma relação de causalidade.

Dentre todos os dados mostrados, as pesquisas sempre reportam o domínio da língua oral como um dos fatores que determinam a melhor compreensão da leitura, pois o maior domínio da língua oral levaria a melhores habilidades lingüísticas e fonológicas. Conforme foi apontado por Quigley e King, o processamento da palavra pode ocorrer diretamente pela representação visual interna tão bem quanto indiretamente pela mediação fonológica. Mas esta retém um importante papel na leitura e está diretamente relacionada à capacidade da memória de curto termo. Permanece a questão do que o surdo usa como mediador simbólico se ele não tem, necessariamente, a representação fonológica das palavras.

Mas se a língua oral sempre for considerada pré-requisito para o aprendizado da leitura e da escrita, o surdo não poderá ter o mesmo desempenho que o ouvinte na compreensão de leitura, pois não possui o mesmo domínio da língua oral que ele. No entanto, essa relação nem sempre justifica o desempenho ou determina a habilidade de leitura de um sujeito.

Propostas de trabalho com a Leitura

Poucos estudos analisam o processo de compreensão do surdo no sentido de direcionar o trabalho com a leitura com esses sujeitos. Dentre eles, podemos citar as pesquisas de Marchesi, que acredita que as estratégias metacognitivas tornam possível um melhor rendimento na leitura e que o favorecimento desse conhecimento nas crianças surdas contribuirá para aumentar a sua compreensão. Na mesma direção, Hartman e Kretschmer afirmam que todos os leitores, mesmo os surdos, podem aprender sobre o seu processo de leitura por meio da reflexão sobre ele, da escrita e da discussão em grupo. De uma forma ou de outra, os autores, assim como Erickson, apontam o uso das estratégias metacognitivas como forma de trabalho com a leitura, mediante o conhecimento do próprio processo de compreensão.

Hartman e Kretschmer trabalharam com um grupo de adolescentes surdas, cujo principal modo de comunicação era uma combinação entre a Língua Americana de Sinais e o inglês sinalizado. Todas apresentavam problemas na escrita, níveis baixos de leitura, classificando-as como más leitoras. Como forma de trabalho, descrevem algumas atividades que as levaram a uma melhor compreensão da leitura. Algumas atividades de pré-leitura foram desenvolvidas com o intuito de familiarizar as estudantes com os conceitos e esquemas da história. Essa estratégia auxilia a compreensão mudando a atitude do leitor, mesmo quando há grande quantidade de vocabulário novo. Erickson também acredita que essa fase de pré-leitura é essencial para que os leitores usem esquemas apropriados para conseguir ler de forma interpretativa, além do literal.

Outra forma de trabalho com o texto escrito descrita por Hartman e Kretschmer foi a discussão sobre as atividades de leitura entre os estudantes surdos. A discussão em grupo mediante a leitura parece servir de meio pelo qual os leitores elaboram e confirmam suas hipóteses, esclarecendo informações confusas e associando-as com a sua experiência pessoal. Da mesma maneira, fazer predições e resumos do conteúdo tornou-se para elas formas de monitorar sua compreensão, vistas como processo estratégico da leitura.

Conclui-se, então, que conhecer o próprio processo de compreensão, no sentido de conhecer seus recursos e as estratégias de leitura que podem ser utilizados no processo de construção do sentido, leva a uma melhora na compreensão de leitura desses sujeitos.

Em geral, a maioria das pesquisas analisa as dificuldades encontradas e poucos trabalhos estudam mais profundamente como as estratégias são usadas pelo leitor surdo no processo de compreensão da leitura.

A oficina de leitura

História e formação

As pesquisas a que acabamos de nos referir, na maioria das vezes, têm como sujeitos adolescentes surdos que freqüentam escola especial. O fato de estarem no mesmo local viabiliza o estudo. No entanto, limita as conclusões, que acabam ficando restritas aos que fizeram seu percurso na escola especial. Os deficientes auditivos que freqüentam escolas comuns estão dispersos. A clínica de fonoaudiologia é um dos espaços onde, no processo de reabilitação, terminam por encontrar-se com seus pares surdos. O que os aproxima é a necessidade de um trabalho clínico de linguagem oral ou escrita.

Não constituem um grupo preestabelecido, tornando-se, portanto, uma população a ser pesquisada quando se pretende analisar o processo de leitura.

Na clínica fonoaudiológica tradicional o trabalho é realizado individualmente. Em alguns momentos, durante a longa história de atendimento clínico desses adolescentes, são feitas diferentes propostas de trabalho, de acordo com as necessidades e os objetivos terapêuticos a serem alcançados.

A nossa experiência com essa população e a literatura disponível, tanto no que diz respeito ao trabalho em grupo de ouvintes com a leitura quanto ao realizado com o grupo de surdos dentro da escola, fez com que montássemos uma proposta de atendimento em grupo, denominada *Oficina de Leitura*. O objetivo é prover a eles uma experiência e vivência com a leitura em um contexto diferenciado da escola.

Mediante essa proposta, alguns critérios foram estabelecidos para que o grupo pudesse ser formado: número de participantes, desejo e necessidade para o trabalho com a leitura, faixa etária associada à etapa escolar, grau de surdez, habilidade e nível de leitura, habilidade de comunicação e domínio da língua oral.

Devido às características dos adolescentes que buscavam a clínica naquele momento, o grupo estudado acabou sendo composto por três meninos (os nomes foram modificados).

Fernando tinha 12 anos e 8 meses quando iniciamos o trabalho da Oficina de Leitura. Tem perda auditiva neurossensorial bilateral profunda com etiologia desconhecida e usava dois aparelhos de amplificação sonora individuais de grande potência, adequados à sua perda de audição. O diagnóstico da deficiência de audição foi feito aos dois anos e oito meses e seus pais logo procuraram o atendimento fonoaudiológico nessa mesma clínica, visando ao trabalho com o aproveitamento da sua audição residual e desenvolvimento de linguagem oral. Na época do diagnóstico, apresentava uma perda auditiva com média no melhor ouvido em torno de 80dBNA. Por volta dos 11 anos, Fernando mostrou um aumento significativo da sua perda auditiva, passando a apresentar limiares correspondentes a uma deficiência auditiva profunda. Ele é fluente oralmente em assuntos que se referem ao seu cotidiano e sua fala apresenta alto grau de inteligibilidade. Necessita usar a pista visual como auxílio nas situações de comunicação. Quanto ao seu histórico escolar, Fernando cursava a 6ª série, durante o período da Oficina, com crianças ouvintes. A escola que freqüenta tem classes com número reduzido de alunos, considerando dificuldades de desenvolvimento.

Guilherme tinha 15 anos e 8 meses no início dessa Oficina. Tem perda auditiva neurossensorial bilateral profunda, pós-meningite aos 18 meses. O diagnóstico da sua deficiência de audição foi feito aos dois anos, quando iniciou atendimento fonoaudiológico. No início desse trabalho, Guilherme utilizava dois aparelhos de amplificação sonora individuais bastante potentes. Freqüentou o atendimento fonoaudiológico em outro estado e a partir de quatro anos e meio passou a ser atendido nessa clínica, visando ao desenvolvimento de linguagem oral. Nas situações de comunicação, Guilherme apóia-se apenas na pista visual, pois sua audição residual praticamente inexiste, não lhe provendo quase nenhuma pista auditiva para a compreensão da fala. Sua fala é inteligível, mas apresenta distorções que dificultam seu entendimento a um interlocutor desconhecido. Por esse motivo, as pistas contextuais são sempre necessárias para que haja compreensão mútua. Mas, apesar de sua qualidade de fala comprometida, sua linguagem caracteriza-se por vivência e experiências anteriores muito grandes. Guilherme tem amplo conhecimento de mundo, característica que possibilitava sua participação no grupo. No período da Oficina de Leitura, ele cursava o 1º colegial de uma escola técnica.

Ricardo tinha 14 anos no início do trabalho. Tem perda auditiva neurossensorial bilateral severa diagnosticada aos dois anos de idade, cuja provável etiologia é a rubéola congênita. Nessa época, Ricardo utilizava dois aparelhos de amplificação sonora individuais adequados às suas características de audição. Iniciou atendimento fonoaudiológico logo após o diagnóstico de sua deficiência, nessa clínica, visando ao aproveitamento da sua audição residual e ao desenvolvimento de linguagem oral. No período da Oficina de Leitura, sua fala era bastante fluente, utilizando significativamente seu resíduo auditivo. Ricardo sempre estudou em escola comum, de ensino regular e cursava a 8ª série.

Duas fonoaudiólogas – esta autora, Beatriz Mendes, e Clay Balieiro – integravam o grupo com os três meninos e alternavam os papéis de líder e observadora da dinâmica, conforme a necessidade e a proposta de trabalho.

As sessões da Oficina de Leitura ocorreram uma vez por semana, na Clínica ECO de fonoaudiologia. A duração das sessões foi de duas horas. O espaço escolhido para esse trabalho foi uma sala grande, com duas mesas e cadeiras dispostas ao redor delas. Uma estante, com muitos livros infantis e juvenis, revistas e jornais, encontrava-se na sala, ao alcance de todos os participantes do grupo.

Os materiais utilizados no trabalho com a Oficina foram jornais (artigos políticos, anúncios, classificados, suplementos e caderno de turismo); livros juvenis e infanto-juvenis; revistas em quadrinhos; instruções de jogos; apostilas escolares (matemática e português); revistas especializadas (música, vídeo, esporte); piadas e poesias; a própria escrita com base na leitura. As referências do material discutido neste trabalho encontram-se no final do capítulo.

Oficina de leitura – o processo

A descrição e a análise do processo da Oficina de Leitura foram organizadas em tópicos, nos quais, por meio dos exemplos, as estratégias de leitura utilizadas pelos sujeitos e as intervenções do terapeuta são discutidas. Muitas das dificuldades apresentadas pelos adolescentes neste trabalho puderam ser debatidas pelos tópicos *atitude do sujeito-leitor diante do texto*; *conhecimento prévio*; *linguagem figurada*. Isso não quer dizer que essas áreas sejam mutuamente exclusivas, ao contrário, muitas vezes elas se sobrepõem. Também não foi nosso objetivo apontar somente as dificuldades. A conscientização de estratégias utilizadas de maneira eficiente fazia parte do processo a que a Oficina se propôs.

Atitude do sujeito-leitor diante do texto

Alguns episódios ocorridos nas sessões da Oficina demonstram e exemplificam as questões relacionadas à atitude do sujeito-leitor quanto a sua motivação, expectativa de sucesso, ao interesse pelo texto, que levaram a dificuldades com a leitura. Para facilitar a compreensão dos exemplos, identificamos no texto as estratégias de leitura com a letra (**E**) e as intervenções terapêuticas com a letra (**I**).

> Exemplo 1 – O material utilizado era o item um do primeiro capítulo do livro *Eu, detetive – o caso do sumiço*. Foi pedido que lessem individualmente o texto e depois conversaríamos a respeito da leitura. Os três leram, mas interromperam a leitura várias vezes perguntando o significado de algumas palavras desconhecidas (**E**). Pedimos que continuassem lendo, sem dar importância a todas as palavras inicialmente, pois poderiam chegar ao significado por meio do contexto (**I**). Nesse texto, não conheciam as palavras *sensacional*, *quarteto* e *estréia*. Após a leitura de um texto, pedimos que cada um contasse o que tinha lido para podermos discutir o tema. Fernando, durante o seu relato, procurou reproduzir exatamente igual ao livro (**E**) e, como não se lembrava de todas as palavras, não conseguiu continuar. O retorno dado pelo grupo foi para ele contar como lembrasse, do seu jeito, pois não precisaria ser igual ao texto (**I**). Mesmo assim, ao terminar, ele pediu uma aprovação, perguntando se contou tudo certo.

(**E**) – Estratégias de leitura

- Pausa em palavras desconhecidas, privilegiando o processamento *bottom-up*.
- Memorização – inapropriada para a tarefa proposta.

(**I**) – Intervenção do terapeuta

- Chegar ao significado por meio do contexto, privilegiando o processamento *top-down*.
- Não interromper a leitura.
- Não é necessário conhecer todas as palavras.

- Todas fazem parte de uma única forma de intervenção, a conscientização do processo de leitura, utilizando estratégias metacognitivas.

A mesma ansiedade gerada quando Fernando fracassava em alguma atividade acontecia com Guilherme e Ricardo, que muitas vezes queriam saber o significado de todas as palavras desconhecidas, conforme demonstra o exemplo 1. Nesses momentos, a interferência de uma instrução como intervenção do terapeuta tornava-se imprescindível. Tais instruções, como continuar lendo até o final do texto ou do parágrafo, tentar achar o significado no próprio texto, não precisar saber tudo para entender o texto e fazer tentativas para esclarecer suas dúvidas eram formas de demonstrar confiança, aumentando a sua expectativa diante do texto e, ao mesmo tempo, tornar consciente o processo de compreensão, ou seja, fazer uso de estratégias metacognitivas. Estratégias de leitura como essas possibilitam que a leitura tenha continuidade mesmo sem o conhecimento de todas as palavras, privilegiando o processamento *top-down*. Reforçam, também, a atitude de ousadia ao levantar hipóteses e reformulá-las ao longo do texto, sem o compromisso com o acerto em cada trecho lido.

Conforme demonstra esse exemplo, muitas atividades tinham como um dos objetivos trabalhar com o processo de monitoração da leitura. Isto é, mediante o emprego de diferentes estratégias em cada situação, conscientizá-los de que é o próprio leitor que determina quais estratégias deverá usar, de acordo com o seu objetivo e suas dificuldades na leitura.

Uma atitude, que costumavam apresentar ao receberem um texto pela primeira vez, era a de tentar adivinhar o seu conteúdo com base em pistas como o título e as ilustrações. Isto é, segundo algumas informações, faziam predições sobre a história. Ao fazerem uma primeira leitura, conseguiam absorver a idéia mais geral do texto, desconsiderando os detalhes e outras informações possíveis. Dependendo do objetivo da leitura, isso era suficiente para continuarmos a atividade proposta.

Em outras situações, porém, o desprezo dos detalhes levava a uma distorção na compreensão do texto lido. A intervenção utilizada nesses momentos era, então, enfatizar a necessidade da monitoração da leitura, que permite ao leitor privilegiar ora uma, ora outra estratégia, ativando diversos tipos de conhecimento e processamento de informações, de acordo com as suas necessidades. Ao utilizar instruções como ler e conhecer a idéia geral, podemos ressaltar o uso do processamento descendente; ao pedirmos para marcarem no texto suas dúvidas, lerem e relerem o texto para esclarecer e resolver seus problemas, enfatizamos o processamento *bottom-up*; e novamente, numa terceira leitura, ler para verificar suas hipóteses.

Conhecimento prévio

O conhecimento lingüístico, principalmente no que diz respeito a dificuldades com o vocabulário, gerou muitas atividades na Oficina de Leitura.

Um tipo de intervenção muito usado como forma de superar a dificuldade com o vocabulário desconhecido foi a ativação do conhecimento de mundo, de experiências anteriores (exemplo 2).

> Exemplo 2 – Lendo um texto do livro *Eu detetive – o caso do sumiço*, pediram ajuda **(E)** para o significado desconhecido das palavras *sensacional* e *estréia*. Não conseguiram solucionar o problema por meio do contexto ou de outras informações do texto **(E)**, requisitando ajuda para tal. Utilizamos, então, exemplos mais conhecidos, que com certeza já tinham vivenciado **(I)**:
> Clay: O filme novo do Indiana Jones vai estrear hoje no cinema e me disseram que vai ser sensacional!
> Eles se olharam e começaram a levantar hipóteses sobre o significado, como:
> Fernando: Ah, estréia, vai começar hoje, já sei.

(E) – Estratégias de leitura

- Apoio no outro, sem ativar nenhuma estratégia.

- Uso do contexto e das informações do texto. Nesse caso, o processamento *top-down* não foi eficiente para auxiliar na compreensão.

(I) – Intervenção do terapeuta

- Utilizar o conhecimento de mundo, isto é, usar a palavra em contexto conhecido, facilitando a inferência.

Em grande parte das vezes, o não-conhecimento de algumas palavras não impedia a compreensão do texto, mas gerava dúvidas e interesse em conhecê-las. Quando a palavra desconhecida podia ser substituída por outra, ou simplesmente ignorada, essa questão nem aparecia e talvez eles nem tivessem consciência dessa dificuldade (exemplo 3). Mas em outros textos, quando eram palavras-chave ou eram tópico do texto, o questionamento aparecia (exemplo 4).

> Exemplo 3 – Terminada a leitura do texto *O cachorro e a pulga*, enquanto conversávamos sobre a história, Fernando contava o que tinha lido. Durante o seu relato, percebemos que ele trocou a palavra *mordiscou* por *mastigou* e nenhum deles notou a troca. Voltamos para o texto, assinalando que havia uma diferença de significado. Para ajudá-los, pedimos que dramatizassem cada etapa daquele trecho (**I**) quando, aí sim, eles perceberam que não conheciam aquela palavra.

(E) – Estratégias de leitura

- Apoio no contexto e desprezo dos detalhes, enfatizando o processamento *top-down*.

(I) – Intervenção do terapeuta

- Mudar o tipo de processamento, pois não estava sendo eficiente; monitoração do processo de leitura.
- Apoiar o processamento *bottom-up* para compreender os detalhes.

Nesse exemplo, cuja palavra era um detalhe dentro do contexto geral da leitura, fica evidente que eles não tiveram a preocupação com cada palavra, ou seja, não privilegiaram apenas o processamento *bottom-up*. Em outra situação, não seria necessário apontar a troca, pois no texto desse exemplo a compreensão da história não estava comprometida. Mas a intenção dessa intervenção foi justamente marcar a existência de uma palavra desconhecida e a possibilidade de poder vivenciar um novo vocabulário segundo a leitura.

Exemplo 4 – Cada participante do grupo leu uma história diferente, de acordo com o interesse. Quando terminaram, perguntamos se alguém tinha alguma dúvida sobre o seu texto (**I**). Ricardo e Fernando tiveram dúvidas com o vocabulário. Não conheciam *infrator* e *suborno*. Explicamos mediante uma situação mais conhecida, empregando essas palavras (**I**). Foi assim:

Beatriz: Um homem correndo muito com o carro na estrada é um infrator porque ultrapassou o limite de velocidade. E quando o guarda foi multá-lo, para não receber a multa, deu dinheiro ao guarda, subornou-o.

Fernando: Já sei, infrator é quem faz coisas erradas e suborno é dar dinheiro para alguém.

Clay: Você entendeu o exemplo? Se conseguiu entender o sentido, já é suficiente, já está bom (**I**).

(E) – Estratégias de leitura

- Utilização do processamento *top-down*, pois compreenderam a história mesmo sem saber o significado de algumas palavras.
- Apoio no outro, sem a ativação de estratégias (o que quer dizer?).
- Inferências segundo um esquema ativado.
- Busca de um sinônimo para substituir a palavra desconhecida; hábito ou estratégia.

(I) – Intervenção do terapeuta

- Usar dois tipos de processamento: *top-down*, para entender o contexto, e *bottom-up*, para procurar palavras desconhecidas.

- Ativar os esquemas adequados para chegar ao significado, isto é, uso da palavra em contexto mais conhecido, facilitando a inferência.
- Utilizar estratégia metacognitiva, com a conscientização de que é suficiente entender o significado, sem buscar uma definição ou um sinônimo para substituir a palavra.

No exemplo 4, é evidente um hábito ou uma estratégia bastante usada por vários surdos: a busca e a necessidade de substituir uma palavra desconhecida por um sinônimo, que muitas vezes simplifica o texto.

Conforme já descrito, o conhecimento prévio engloba três tipos de informação: o conhecimento lingüístico, o textual e o de mundo. Isoladamente, cada um deles nem sempre auxilia na construção do sentido. Cada tipo complementa o outro e é acionado à medida que as informações vão sendo depreendidas do texto escrito.

De acordo com os exemplos descritos, o conhecimento de mundo, das experiências anteriores, é muito importante, tendo auxiliado várias vezes o acesso ao significado e a possibilidade de fazer inferências. Com base nesses dados, o trabalho com os diferentes tipos de conhecimento prévio, principalmente o lingüístico e o textual, permeou muitas das atividades de leitura propostas na Oficina.

Procurando analisar diversos tipos de estrutura dos textos e formas de escrita, utilizamos como material de leitura da Oficina livros literários, revistas, jornais, gibis, anúncios de jornal, fotos etc. Ainda com o objetivo de trabalhar com a estrutura do texto, enfatizando, para isso, o conhecimento prévio, os exemplos 5 e 6 esclarecem tais situações de leitura.

Exemplo 5 – O material era composto de alguns recortes de anúncios sobre *shows*, cinema e teatro retirados do jornal. Distribuímos os recortes para eles lerem e obterem informações a respeito dos anúncios. Depois disso, fizemos perguntas para que eles respondessem sobre cada recorte (**I**), como: Qual o tipo de espetáculo que estava sendo anunciado? Onde seria apresentado? Qual o preço? Quando seria a estréia e a temporada?

Quem eram os patrocinadores? Qual o horário? Enquanto desempenhavam a tarefa proposta, não conheciam a palavra *patrocínio*. Nós mostramos no jornal o patrocinador (**I**) e eles substituíram por propaganda (**E**). Sobre a palavra *temporada*, que também não conheciam, conseguiram chegar ao significado, pois se lembraram de tempo (**E**), temporada de férias e no artigo existia algo escrito sobre datas e dias da semana (**E**). Mas cometeram um engano quando responderam quarta *e* domingo, onde estava escrito quarta *a* domingo.

(E) – Estratégia de leitura

- Estratégia ineficiente para esse objetivo, pois por meio do conhecimento prévio reconheceram o logotipo de uma empresa e substituíram por algo mais significativo para eles. Usaram o conhecimento prévio até certo ponto para perceber que alguém fazia a propaganda, mas não foi suficiente nessa situação.
- Inferência lexical.
- Utilização complementar dos diversos tipos de conhecimento e informações para chegar ao significado, sobretudo o conhecimento de mundo, lingüístico, inferência lexical e o processamento *bottom-up* das informações do texto.

(I) – Intervenção do terapeuta

- Apontar as informações presentes no texto, para que eles direcionassem a sua atenção.
- Usar a ilustração como estratégia de leitura e forma de obter informações.

Um texto curto, com muitas informações escritas e ilustrações, permite ao leitor inferir algumas informações, principalmente por meio do seu conhecimento prévio, lingüístico, textual e de mundo. No exemplo 5, o texto curto possibilitou que trabalhássemos com todas as fontes de informação do texto e do leitor, explicitando algumas distorções que poderiam ter passado despercebidas em textos mais longos e complexos. A troca da preposição *a* por *e* levou a uma distorção da compreensão, que num texto mais longo poderia ter sido apenas um detalhe para o contexto geral da leitura. Nesse caso, porém, a troca leva a uma incompreensão dessa forma da escrita.

Um anúncio de jornal traz muitas informações implícitas em ilustrações, em frases bem curtas e em pouquíssimas palavras, que necessariamente precisam ser analisadas para levar à construção do sentido. No caso de *patrocinador*, o conhecimento de mundo que eles utilizaram para solucionar uma dificuldade causou uma distorção do significado da palavra. Como intervenção, o próprio uso do conhecimento prévio foi marcado como estratégia de leitura, quando colocamos tais palavras e frases em contextos mais conhecidos e já vivenciados pelos leitores.

Exemplo 6 – Distribuímos os quadrinhos soltos e fora de ordem para que cada um dos meninos tentasse remontar a história. Fernando foi o primeiro a descobrir uma pista para começar a arrumar a história; ele percebeu que a personagem da ilustração aparecia com duas roupas diferentes (**E**) e concluiu que a história se passava em dois dias. Ele notou também a presença das reticências no final e no início de alguns quadrinhos (**E**) e deduziu que um deveria ser seqüência do outro. Ricardo olhava as figuras mais parecidas (**E**) procurando pistas para a seqüência da história e em seguida conferia o texto (**E**) para verificar se a sua opção estava correta. Guilherme procedeu praticamente da mesma forma, sempre verificando as suas hipóteses observando o texto e a ilustração (**E**).
Para podermos finalizar a atividade, apontamos algumas informações que poderiam ser utilizadas para a tarefa, como a seqüência temporal que estava explícita no texto (**I**) e nenhum deles percebeu ou utilizou como informação para a compreensão da história.

(**E**) – Estratégias de leitura

- Uso da ilustração como informação do texto.
- Presença de formas de escrita, independentemente do significado, como neste caso das reticências.
- Utilização das figuras e do texto como complemento da informação e forma de verificação de hipóteses.

(**I**) – Intervenção do terapeuta

- Marcar a possibilidade do uso de informações dentro da estrutura sintática do texto, como a seqüência temporal explicitamente descrita.
- Ao mesmo tempo, a estratégia metacognitiva esteve presente como forma de conhecer o processo de compreensão e os recursos que poderiam ser usados.

Se dificuldades com o uso do conhecimento prévio e com a escolha das estratégias apareciam durante a leitura, conhecer o tema e conversar sobre ele, antes de iniciarmos a exploração de um texto, poderia auxiliar e eliminar a variável do não-conhecimento de conceitos e facilitar a ativação dos esquemas adequados àquela situação de leitura. Como intervenções terapêuticas, fizemos atividades prévias à leitura, ajudando o leitor a prever e predizer o tema central e as palavras-chaves do texto, como forma de garantir seu reconhecimento rápido, podendo focar sua atenção nas novas informações do texto (exemplo 7).

Exemplo 7 – Antes de lermos o livro *Eu, detetive – o caso do sumiço*, conversamos sobre o tema apresentado pela capa do livro (**I**). Pedimos que escrevessem em uma folha tudo o que lembrassem a respeito da palavra *detetive* (**I**) e, a partir daí, conversamos sobre o que cada um tinha lembrado.

(**I**) – Intervenção do terapeuta

- Conversar sobre o tema buscando ativar o conhecimento prévio sobre o assunto a ser lido.
- Escrever sobre o tema ativando os esquemas relacionados e possibilitando as inferências.

Conhecendo então o tema que seria exposto no texto, ao fazerem a leitura, eles aproveitavam o que fora discutido como estratégia de compreensão. A partir daí, a motivação para continuar a explorar o texto era maior e podíamos aprofundar as informações e a estrutura do texto. Conversar sobre a leitura ajudava muito a compreensão e a verificação de suas hipóteses e predições. Muitas vezes apenas nesses momentos era possível a organização das informações obtidas do texto. Quando essa organização acarretava dificuldades na compreensão do texto, como instrução, pedimos que fizessem um filme do que estavam lendo. Como forma de intervenção utilizada nesses momentos, o filme, a imaginação, ou o desenho possibilitavam que as informações fossem agrupadas de forma hierárquica, enfatizando ou tornando mais evidente a forma do texto (exemplo 8).

> Exemplo 8 – Após a leitura do primeiro capítulo do livro *A hora do amor*, pedimos que imaginassem o texto, como era o lugar onde se passava, como eram o menino e a menina, se tinha sol, rio etc. Solicitamos que fizessem um filme da história para organizar as informações, tendo uma noção de seqüência temporal e espacial (**I**). Como foi muito difícil eles contarem sozinhos, fomos fazendo perguntas (**I**) para ajudá-los a formar a própria imagem. Depois disso, eles fizeram um desenho do filme que tinham imaginado. Nesse momento, ficou clara a interferência das ilustrações da capa e de algumas insertas no texto.

(**I**) – Intervenção do terapeuta

- Organizar as informações mediante a elaboração de uma imagem visual do texto e de perguntas sobre seu conteúdo, que ajudam a ordenar de forma hierárquica, seqüencial e temporal as informações.

Em geral, conhecer previamente o que vai ser lido, tornar conscientes estratégias de compreensão que poderão ser utilizadas na leitura do texto leva a um maior interesse pela leitura e também a uma maior motivação, pois diminui as dificuldades existentes nesse processo.

Linguagem figurada

Algumas atividades da Oficina exemplificam dificuldades na compreensão da linguagem figurada pelos sujeitos-leitores e demonstram a forma de trabalho realizado com o objetivo de modificar essa tendência da interpretação literal.

Exemplo 9 – Estávamos começando a ler o primeiro capítulo do livro *Eu, detetive – o caso do sumiço*. Cada um leu individualmente e, ao terminarem, disseram ter compreendido (**E**). Contaram o que tinham acabado de ler e notamos uma distorção quando descreveram que os meninos iam entrar *no* cano. Apenas pedimos que voltassem para o texto escrito para ler de novo e verificar a sua compreensão (**I**).

Na sessão seguinte, retomamos a mesma leitura. Eles conseguiram reproduzir a idéia geral do texto sem se deter aos detalhes da história (**E**). Nesse momento, tais informações ainda não eram importantes para a compreensão daquele trecho, mas para a continuidade da leitura do livro fariam falta. Apareceu ainda a interpretação distorcida da expressão "entrar pelo cano", e a partir daí passaram a levantar hipóteses e a fazer predições (**E**), que não levariam à compreensão da história. Como não era a nossa intenção trabalhar com o livro todo, a verificação das hipóteses levantadas apenas por meio da continuidade da leitura não seria possível. Eles não perceberam a distorção e nós dissemos que o que estava escrito não significava entrar no cano; queria dizer outra coisa, tinha outro sentido (**I**).

(**E**) – Estratégias de leitura
- Processamento *top-down*, levantando hipóteses, fazendo predições segundo informações retiradas do texto.

(**I**) – Intervenção do terapeuta
- Voltar para o texto para verificar suas hipóteses.
- Marcar a existência de outro sentido para o que está escrito; outra possibilidade do que está escrito. Estratégia metacognitiva.

Exemplo 10 – Tinham lido um texto retirado do livro *O cachorro e a pulga*. Guilherme estava contando o que lera. Em determinada passagem,

Guilherme disse que o cachorro ficou com frio na montanha-russa. Como nenhum dos três percebeu o sentido figurado daquela passagem, nós interferimos e lemos novamente o trecho (**I**):
Ricardo: Ah, eu sei, a montanha-russa anda rápido e tem muito vento, dá frio.
Clay: Não é esse frio, é outro frio. (**I**)
Fernando: Ele escolheu a montanha-russa e quando parou, sentiu um friozinho... – e passou a mão no braço. (**E**)
Clay: Não é isso, leiam de novo. Peguem o lápis e vamos riscar embaixo do trecho onde fala da montanha-russa e do frio na barriga. (**I**)
Guilherme: Não é esse frio, é... – e fez expressão de assustado – porque a montanha-russa vai muito rápido, é frio na barriga. (**E**)

Fernando e Guilherme conseguiram entender, mas Ricardo não. Pedimos que cada um deles escrevesse num papel o que haviam entendido e depois conversamos:

Ricardo: O cachorro passa frio.
Beatriz: Passa frio? E aí ele põe um casaco e está bom?
R: Não.
B: Você já foi na montanha-russa? (**I**)
R: Já.
B: Quando desce aquela ladeira enorme, o que você sente?
R: É gostoso.
B: Dá um frio na barriga, com medo...
R: Por quê?
B: Quando você fica... hããã... assustado, dá um friozinho.
R: Friozinho, ah, não é frio, não tá falando frio.
Guilherme: Lembra do *looping* – e dramatizou como sentia.
B: É aquele enjôo.
R: É igual entrou pelo cano! (**E**)
B: Isso mesmo, não quer dizer frio que põe casaco, tem outro sentido. (**I**)

(E) – Estratégias de leitura

- Leitura literal do texto escrito.

- Ativação do conhecimento de mundo, de experiências anteriores, levando ao esclarecimento da dúvida e à descoberta de outro sentido para o que estava escrito.
- Descoberta de que existe outro sentido além do que está escrito, por meio da ativação do conhecimento lingüístico.

(I) – Intervenção do terapeuta

- Ler novamente buscando ativar outros tipos de processamento e informações para construir o sentido; monitorar a leitura.
- Marcar a possibilidade da existência de mais alguma informação implícita.
- Ativar o conhecimento de mundo.
- Marcar o trecho no texto, enfatizando a importância de um processamento *bottom-up* para complementar a análise do texto.
- Estratégia metacognitiva; conscientização de que existe outro sentido para o que está escrito, que não é o literal.

A dificuldade, ou talvez a não-consciência da existência da linguagem figurada, tanto oralmente como pela escrita, fica evidente nos exemplos 9 e 10. Em ambas as situações, a distorção da informação escrita não foi percebida pelos leitores. Como eram textos curtos e a expressão metafórica estava dentro de uma informação menos importante, a tendência que eles apresentavam para o processamento *top-down* fez com que conseguissem compreender o texto por meio do contexto, desprezando as informações menos importantes.

Ficam marcadas a pouca familiaridade com esse tipo de linguagem e a dificuldade em compreendê-la. A linguagem metafórica exige algo mais que a definição ou conceituação da forma escrita; requer um conhecimento de linguagem, o domínio da língua e principalmente a consciência da possibilidade da existência de outro sentido além do literal. A utilização de uma estratégia metacognitiva, no sentido de conscientizá-los de que existe outro sentido para o que está escrito, já os deixa mais atentos para esse tipo de expressão (exemplo 9), possibilitando que outras hipóteses sejam elaboradas e enfatizando a necessidade de outras formas de processamento da informação.

Já no exemplo 10, quando apontamos a distorção na compreensão do trecho da história, Guilherme logo ativou o seu conhecimento prévio, de mundo e lingüístico, percebendo a existência de outro sentido e relacionando-o à sua experiência com o assunto do texto. Ricardo, da mesma forma, utilizou o seu conhecimento para chegar à compreensão; a expressão "entrou pelo cano", vivida anteriormente, foi usada como definição, ou marcador da existência do sentido figurado, independentemente se compreendeu a nova expressão apresentada no texto. Nesses dois casos, tais detalhes poderiam ter passado despercebidos, ou apenas ignorados.

Numa situação de comunicação oral, em que muitos surdos têm dificuldades, essas informações quase sempre são perdidas por distorção na compreensão, por dificuldade em perceberem acusticamente ironias e entonações diferentes, ou por mero abandono de algo que não foi compreendido, como tende a ocorrer com freqüência em situações de conversação em grupo.

Quando a linguagem figurada aparece como tópico do texto, ou dentro de uma informação mais importante, eles percebem o não-conhecimento e a própria distorção, que não faz sentido dentro do todo da história (exemplo 11).

Exemplo 11 – O material usado era um gibi, cuja história chamava-se *Cozinheira de mão-cheia*. Após a leitura os três perguntaram sobre o significado de mão-cheia. Fernando tentou adivinhar, utilizando-se do sentido literal e das informações do texto (**E**). Como, porém, a sua interpretação não fazia sentido (a mão estava cheia de quê?), ele questionou o significado daquela frase. Ricardo, imediatamente, fez a relação com a expressão "entrar pelo cano", que ele usa para definir o sentido figurado (**E**). Nós, então, interferimos e utilizamos um exemplo vivenciado por eles mesmos (**I**). Naquele dia, aniversário do Ricardo, sua mãe tinha mandado um bolo muito gostoso para o grupo:

Beatriz: Ricardo, quem fez este bolo?

Ricardo: A empregada.

Beatriz: Olha, a empregada do Ricardo é uma cozinheira de mão-cheia, ela faz bolo muito bem.

(E) – Estratégias de leitura

- Adivinhação mediante inferências feitas segundo informações do texto e da análise literal.
- Uso do conhecimento lingüístico adquirido anteriormente em outra situação de leitura.

(I) – Intervenção do terapeuta

- Ativar o conhecimento de mundo, empregando a expressão não compreendida num contexto mais conhecido.

Considerações finais

As dificuldades de sujeitos surdos na compreensão do texto escrito e baixos níveis acadêmicos em relação a estudantes ouvintes são conclusões predominantes na literatura consultada. Pouco tem sido descrito sobre o processo de compreensão da leitura, as estratégias utilizadas na tentativa de chegar ao significado e formas de propiciar um melhor desenvolvimento desse processo para esses leitores.

Os resultados da pesquisa iniciam uma discussão que enfoca a questão da leitura e da surdez como processo e aborda aspectos importantes nas propostas clínicas de intervenção com essa população. O melhor entendimento de como são desencadeadas as estratégias de leitura no contato de Ricardo, Fernando e Guilherme com o texto a ser lido permite-nos levantar temas bastante relevantes para a fonoaudiologia no que diz respeito ao trabalho com a criança e o adolescente surdos. Até certo ponto, fundamentos teóricos de processos de leitura nortearam a análise do estudo. No entanto, algumas características da clínica fonoaudiológica singularizam o contexto e as condições individuais, que são decisivas para desencadear o processo de compreensão da leitura.

Vários pontos foram aqui levantados no sentido de descrever e problematizar as dificuldades com estratégias de compreensão de leitura do adolescente surdo e as possibilidades de intervenção, visando à melhora da compreensão desses sujeitos.

A Oficina pretendeu trabalhar com o processo de compreensão de leitura desses três adolescentes surdos em situações e contextos diversos. Acreditamos que refletir sobre seu movimento na ativação das estratégias auxiliaria o leitor a entender e conhecer melhor o seu processo de leitura. Como conseqüência, um melhor conhecimento e consciência de suas possibilidades, seus recursos e suas estratégias levaria o leitor à melhora de sua compreensão.

O conhecimento do processo de leitura e sua conscientização, tão enfatizado durante todo este estudo, mostrou-se como forma possível de trabalho com esses adolescentes. Conversar sobre a leitura, conhecer suas dificuldades e possibilitar o uso de estratégias para solucioná-las levou-os a um maior interesse pela leitura. A motivação para continuar lendo e buscar outras formas de compreensão apareceu como possibilidade, principalmente por estarem num grupo.

A escolha do enquadre de grupo mostrou-se bastante interessante para o trabalho com a leitura para esses três adolescentes. Compartilhar suas dificuldades e conquistas permitiu maior conhecimento das suas possibilidades, no que diz respeito à leitura e à surdez. O trabalho em grupo possibilitou que muitas atividades fossem propostas, gerando maior motivação e interesse.

Outros pontos devem ser considerados quando se pretende trabalhar com um grupo, dentro de uma perspectiva clínica fonoaudiológica. Foi muito importante para o percurso desta Oficina a fundamentação em uma teoria de leitura que subsidiasse o conteúdo específico das atividades e várias das estratégias. No entanto, esse conhecimento não teria sido suficiente para criar contextos em que as dificuldades se manifestassem e pudessem ser enfrentadas. É essa perspectiva que singulariza a prática do fonoaudiólogo em questões de leitura e escrita.

A Oficina de Leitura mostrou ser uma forma bem interessante para o trabalho com a leitura e a surdez. Ela permitiu que os sujeitos conhecessem o seu próprio processo de compreensão de leitura, por meio do reconhecimento das suas estratégias e possibilidades na construção do significado, levando-os à melhora da compreensão da leitura. O contexto clínico para esse trabalho transcende o enfoque da leitura como uma dificuldade do surdo a ser superada. Ao contrário, estratégias terapêuticas utilizadas na clínica tornam esse processo de constante descoberta e construção.

Referências bibliográficas

BARTHES, R. *O rumor da língua*. São Paulo: Brasiliense, 1988.

CONNOR, L. Oralism in perspective. In: LUTERMAN, D. (ed.). *Deafness in perspective*. San Diego, California: College-Hill Press, 1986.

CONWAY, L. C. Issues relating to classroom management. In: ROSS, M. (ed.). *Hearing-impaired children in the mainstream*, Michigan: York Press, 1990.

CORTE, A. C. O. *Uma análise do uso de estratégias de inferência lexical em leitores proficientes de língua inglesa*. São Paulo: PUC-SP, 1991. (Dissertação de mestrado)

CRAIG, H. B.; GORDON, H. W. Specialized cognitive function and reading achievement in hearing-impaired adolescents. *Journal of Speech and Hearing Disorders*, 53(1): 30-41, 1988.

DOLMAN, D. Some concerns about using whole language approaches with deaf children. *American Annals of the Deaf*, 137(3), 1992.

ERICKSON, M. Deaf readers reading beyond the literal. *American Annals of the Deaf*, 132(4): 291-4, 1987.

GOODMAN, K. S. Reading: psychological guessing game. In: GUNDERSON, D. (org.). *Language and reading*, Washington, D.C.: Center for Applied Linguistics, 1970.

HARTMAN, M.; KRETSCHMER, R. Talking and writing: deaf teenagers reading Sarah, Plain and Tall. *Journal of Reading*, 36(3), 1992.

JOHNSTON, P. Understanding reading disability: a case study approach. *Harward Educational Review*, 55(2), 1985.

KAMPFE, C. M.; TURECHECK, A. Reading achievement of prelingually deaf students and its relationship to Parental Method of Communication: a review of the literature. *American Annals of the Deaf*, 132(1): 21-5, 1987.

KATO, M. *No mundo da escrita – uma perspectiva psicolingüística*. São Paulo: Ática, 1987.

_________. *O aprendizado da leitura*. 3ª ed. São Paulo: Martins Fontes, 1990.

KLEIMAN, A. *Leitura: ensino e pesquisa*. Campinas: Pontes, 1989a.

_________. *Texto e leitor: aspectos cognitivos da leitura*. Campinas: Pontes, 1989b.

KRETSCHMER, R.; KRETSCHMER, L. Language in perspective. In: LUTERMAN, D. (ed.). *Deafness in perspective*. San Diego, California: College-Hill Press, 1986.

LASASSO, C.; SWAIKO, N. Considerations in selecting and using commercially prepared informal reading inventories with deaf students. *American Annals of the Deaf*, 128, pp. 449-52, 1983.

LASASSO, C. Survey of reading instruction for hearing-impaired students in the United States. *The Volta Review*, 89, pp. 85-98, 1987.

MARCHESI, A. *El desarrollo cognitivo e lingüístico de los niños sordos – perspectivas educativas*. Madri: Alianza Editorial, 1987.

MENDES, B. C. A. *Oficina de leitura com um grupo de adolescentes surdos: uma proposta fonoaudiológica*. São Paulo: PUC-SP, 1994. (Dissertação de Mestrado)

QUIGLEY, S.; KRETSCHMER, R. *The education of deaf children – issues, theory and practice*. Baltimore: University Park Press, 1982.

QUIGLEY, S.; KING, C. *Reading and deafness*. San Diego, California: College-Hill Press, 1985.

QUIGLEY, S.; PAUL, P. A perspective on academic achievement. In: LUTERMAN, D. (ed.). *Deafness in perspective*. San Diego, California: College-Hill Press, 1986.

Referências dos materiais utilizados na oficina de leitura

1) Jornal *Folha de S.Paulo*.

2) CARR, S.; Ribeiro, L. C. *Eu, detetive – o caso do sumiço*. Coleção Eu, Detetive, vol. 1. São Paulo: Moderna, 1983.

3) GOMES, A. C. *A hora do amor*. Coleção Canto Jovem. São Paulo: FTD, 1992.

4) IACOCCA, L.; IACOCCA, M. *O cachorro e a pulga*. Coleção Labirinto. São Paulo: Ática, 1986.

5) Revista em quadrinhos: *Mônica*. História: Rolo e sua namorada em "A indecisa".

8

Clareando os horizontes: o percurso do aprendiz da escrita

ANGELA MARI GUSSO

Considerações sobre a concepção de linguagem escrita

A aquisição de escrita, um fenômeno complexo e ainda não totalmente compreendido, tem sido, nos últimos anos, objeto de muitas publicações das diversas áreas que a ele estão relacionadas. O interesse por essa questão deve-se provavelmente tanto ao longo período de fracassos da alfabetização no país quanto ao desenvolvimento significativo das ciências relacionadas a essa área a partir de meados da década de 1980, o que trouxe a esse campo importantes contribuições.

Este capítulo visa mostrar que os "erros" manifestados pelos aprendizes de escrita são hipóteses que eles elaboram e reelaboram sobre essa representação da linguagem, orientados por mecanismos lingüísticos. Assim, casos de crianças que, freqüentemente, são apontadas pela escola como portadores de dificuldade na aquisição de linguagem escrita podem – na maioria das vezes – tratar-se apenas de diferenças individuais no processo de aquisição. Tais diferenças encontram explicação na singularidade dos sujeitos, resultante de sua história particular de interagir com a linguagem e com seus interlocutores. Para esclarecer essa questão, será de grande valia a compreensão dos processos subjacentes à aquisição da linguagem escrita.

A explicitação da natureza de algumas categorias de "erros" evidenciados por essas crianças aponta para a conclusão de que para chegar à produção escrita convencional a criança pode e deve manifestar formas variáveis de hipóteses em diferentes níveis lingüísticos (fonológico, morfológico, sintático, semântico e textual).

A análise de textos espontâneos permite perceber as hipóteses e o raciocínio que estão por trás dos "erros". Alguns estudos da área da aquisição de escrita como os de Luria, Cagliari, Mayrink-Sabinson, Abaurre, Silva e outros comprovaram que os aprendizes elaboram e reelaboram hipóteses em relação ao objeto escrita. Tais estudos demonstraram que esse comportamento não é sintoma de déficit ou desatenção, mas reflexo de que por trás das hipóteses reveladas na tentativa de representar a escrita existe uma criança atuante e capaz.

O fato de os "erros" dos aprendizes da escrita serem em geral avaliados por profissionais ligados ao ensino como incapacidade e não como atividade de elaboração e reelaboração de hipóteses permite-nos pensar que nessas avaliações não se considera o processo de elaboração da escrita, ou seja, nelas se elimina o próprio sujeito.

A causa desse problema deve-se, especialmente, ao fato de se conceber a língua escrita de forma equivocada e, uma vez que tal concepção decorre da concepção de linguagem, será fundamental que inicialmente se faça uma abordagem da perspectiva lingüística subjacente à análise e à interpretação dos dados aqui apresentados.

Assumimos a postulação de Bakhtin de que a linguagem deve ser compreendida como trabalho constitutivo dos sistemas de referência e dos sujeitos, cujas consciências são formadas de um entrecruzamento de signos, resultantes da interação social. Desse modo, a relação entre sujeito e linguagem se constitui e se modifica continuamente. Isto significa que cada sujeito tem sua própria história de interação com a linguagem e com os seus interlocutores. Conseqüentemente, no processo de aquisição de escrita também manifestará comportamentos singulares que indiciam seu modo particular de refletir e atuar sobre essa modalidade de linguagem.

De uma perspectiva dialógica de linguagem, diferente daquela presente no estruturalismo, a língua não é vista como um produto acabado que se transmite de geração a geração. Ao contrário, a língua é penetrada pelo sujeito e, nesse mergulho na corrente das trocas verbais, há o despertar da sua consciência.

Desse modo, Bakhtin contrapõe-se à idéia de que a enunciação é a expressão da consciência individual, argumentando que a experiência não é organizada pela atividade mental mas resulta daquela. Para ele, o centro organizador da enunciação é o meio social que circunscreve o indivíduo. A significação do enunciado instaura-se no social, fruto das relações entre os sujeitos socialmente organizados. Nesse sentido, a palavra constitui o produto da interação entre locutor e interlocutor; ela é determinada tanto pelo fato de proceder de alguém como de se dirigir a alguém, ou seja, toda e qualquer enunciação tem sua forma e seu estilo dados pela situação e pelos interlocutores.

Ao recusar a concepção de que a linguagem é um sistema fixo, Bakhtin lhe confere um papel extremamente importante: é ela a faculdade que permite a formação da consciência individual e, dialeticamente, possibilita aos sujeitos a prática ativa dessa atividade. De acordo com suas postulações, a consciência adquire forma e existência nos signos criados por um grupo organizado no curso de suas relações sociais, o que poderia sugerir a interpretação equivocada de que a consciência é determinada socialmente. Entretanto, de acordo com Bakhtin, a consciência efetiva-se na interação: seu funcionamento é dialógico em relação ao mundo exterior e interior; sujeito e linguagem interagem mutuamente. Desse modo, os limites nas formas de raciocínio e de compreensão do mundo impostos pela ação da linguagem sobre o sujeito podem ser superados por esse sujeito, por sua possibilidade de, também, agir com ela e sobre ela. Nessa perspectiva, o psiquismo não deve, portanto, ser interpretado como reflexo da realidade, por sua atividade, por seu dinamismo.

É em Vygotsky que vamos encontrar a questão da dinâmica interna da consciência estudada em maior profundidade. Segundo o autor, as funções psicológicas (atenção, memória, percepção, consciência e linguagem) são efeito/causa da atividade social dos homens. Elas existem inicialmente no plano social, ou seja, no plano interpsicológico, e depois passam para o intrapsicológico. Portanto, o psiquismo vai-se constituir pela internalização dessas funções, não como simples cópia do externo, mas como resultado de um processo de compreensão, de assimilação, sempre renovado. Daí a postulação de que a internalização é a reconstrução interna das operações externas, via mediação semiótica.

Dessa inter-relação entre signos interiores e exteriores resulta a atividade de compreensão, ou seja, a capacidade que o sujeito tem de tomar uma informação e elevá-la a signo. A compreensão de um enunciado por parte de um ouvinte torna-o locutor, pois ele, ao compreender de modo ativo, coloca-se em uma fase preparatória de resposta que pode ser imediata ou vir a acontecer muito tempo depois.

Com sua orientação sociológica, sua concepção social de homem e de linguagem, Bakhtin redimensiona o conceito de signo. Para o autor, o signo emerge na interação social; logo, tanto sua forma é determinada pelos modos de interação social como seu significado, uma vez que o objeto só adquire significação entre indivíduos. Disso decorre o entendimento de que o significado do signo não pode ser estático ou unilateral. Ao contrário, o signo é polissêmico, porque, além de refletir, também refrata outra realidade, o que significa que está perpassado por índices de valor.

Pela característica de plurivalência social do signo, evidencia-se que classes sociais diferentes usam a mesma língua e diferentes índices de valor geram o antagonismo. É esse traço do signo que lhe permite tornar-se vivo e móvel. O signo só existe numa relação dinâmica; se ele for retirado do contexto real da comunicação, deixará de ser um signo, transformando-se em mero sinal. O caráter fixo e unívoco dos sistemas de sinais confere a esse sistema um aspecto limitativo.

A teoria do signo de Bakhtin rompe com a dicotomia da linguagem, fazendo uma apropriação dialética do pólo da atividade e do sistema. Nessa teoria, não há negação do sistema, entretanto postula-se que sua estabilidade é apenas relativa. Por outro lado, a face da atividade não é caracterizada como totalmente desestruturada, porque seu dinamismo prevê planejamento e uso de estratégias preestabelecidas.

É com base nessa perspectiva que apontamos uma diferença qualitativa entre uma concepção de aquisição de escrita como apropriação de signos e outra em que essa atividade é entendida como aquisição de sinais. A segunda posição está orientada por uma visão saussuriana de signo, a qual dicotomiza língua e fala, abstraindo o falante e centrando o olhar apenas no aspecto formal da linguagem, de modo que a aquisição de escrita esteja relacionada ao domínio de um código. Por outro lado, uma concepção de escrita orientada por um conceito de signo de base sociológica postula que as atividades de identificação e reconhecimento das formas lingüísticas devem ceder lugar às que promovam a compreensão do uso da língua, pois o trabalho com a palavra dicionarizada cessa a possibilidade de diálogo e a criança acaba sendo impedida de penetrar na comunicação verbal, o que compromete a possibilidade de construção de significados.

Uma concepção de linguagem que encare a palavra com uma significação inerte e imutável está vendo-a apenas como um sinal e não como um signo dialógico. De outro modo, considerando-se a polissemia do signo, no processo de aquisição da escrita será permitido à criança interagir com a língua, de modo que penetre na escrita viva e real, construída historicamente. Essa inserção é que lhe permite constituir-se como sujeito-autor, isto é, possibilita-lhe dizer a própria palavra e, assim, resgatar o que o caracteriza como ser humano.

Além da explicitação da concepção de linguagem que se transforma em pano de fundo para essa reflexão, também se faz necessária uma abordagem sobre os estudos da linha sócio-histórica a respeito do desenvolvimento da escrita na criança.

As pesquisas de Luria contemplam algumas reflexões sobre o desenvolvimento da escrita. Para esse autor, muito antes de a criança entrar em contato formal com a escrita na escola ela já adquiriu um conjunto de pré-requisitos que possibilitam a aquisição dessa modalidade de linguagem em um tempo relativamente rápido.

Tal proposição é feita pelo autor com base em um estudo, desenvolvido em 1928, com crianças de quatro a nove anos que não sabiam escrever. A pesquisa objetivava evidenciar a apreensão do caráter simbólico da escrita pelas crianças e consistia em atribuir-lhes uma tarefa para que, diante dela, necessitassem recorrer a marcas, sinais ou registros escritos como auxiliares da memória.

Os experimentos de Luria revelaram que a criança, para atingir a escrita, percorre um longo caminho que inicia com o uso de rabiscos não-diferenciados, passa pelo uso de figuras e imagens para, então, chegar aos signos. Nessa investigação, o pesquisador constatou que em uma fase inicial a criança relaciona-se com a escrita sem compreender seu significado, apenas imitando o adulto. Sucede-se um período em que o símbolo passa a adquirir funcionalidade nas suas anotações e aí ela começa a aprender as letras e a dominar as formas externas da escrita, isto é, compreende que é possível utilizar signos para representar qualquer objeto, mas não sabe ainda como utilizá-los.

Portanto, o domínio da habilidade de escrever não significa, necessariamente, que o processo de escrita tenha sido compreendido. O ato precede a compreensão e para atingi-la a criança precisa tentar, inventar, elaborar e reelaborar hipóteses para, então, usar a escrita significativamente.

As contínuas elaborações e reelaborações para o domínio da escrita, como sistema simbólico, constituem um processo que, dialeticamente, implica o desenvolvimento das funções psicológicas superiores. Nesse sentido, para Luria assim como para Vygotsky, o acesso à escrita promove transformações psicossociais no homem.

Dos estudos de Vygotsky particularmente para este trabalho interessam duas questões: sua proposição para o modo de construção de conhecimento pela criança e o papel desempenhado pelas pessoas que interagem com ela nesse processo.

Movido pela concepção de que o aprendizado gera o desenvolvimento, ele apresentou o conceito de zona de desenvolvimento proximal, segundo o qual as ações que uma criança faria sozinha amanhã podem ser realizadas por ela hoje, em cooperação com o outro mais experiente. Porém, Vygotsky não chegou a estudar, no plano experimental, o papel constitutivo do "outro" no desenvolvimento das funções mentais superiores, e hoje essa questão tem-se constituído objeto de investigação para poder se chegar a uma conclusão sobre o exato papel do "outro" para a estruturação do conhecimento do sujeito e, também, o da contribuição do próprio sujeito na interação com o meio.

As idéias contidas nos trabalhos dos autores da corrente sócio-histórica, revisadas criticamente, vêm sendo desenvolvidas por estudiosos dos nossos dias como Smolka e Mayrink-Sabinson, que buscam nelas a possibilidade de encontrar orientação para a solução de várias questões, inclusive as relativas à aquisição da modalidade escrita da linguagem.

(Re)elaborar hipóteses sobre a escrita é atividade própria do aprendiz

Cagliari, Abaurre, Silva, Carvalho, Alvarenga *et al.*, Mayrink-Sabinson e Smolka são pesquisadores que contemplam o componente lingüístico nos seus estudos sobre alfabetização. O denominador comum entre eles é de que o processo de aquisição de língua escrita é marcado pela relação que o aprendiz estabelece entre oralidade e escrita, entre as formas de organização de ambas as modalidades.

Cagliari aponta fatores lingüísticos que condicionam os "erros" manifestados na escrita dos aprendizes. Seus argumentos lingüísticos contribuem para o entendimento dos fatos relativos à alfabetização, entendida como aquisição da leitura.

Devido ao caráter arbitrário da convencionalidade dos sistemas de escrita, aprender a escrever significa, num primeiro momento, cometer muitos "erros". As hipóteses dos aprendizes, formuladas com base no conhecimento lingüístico que têm da modalidade oral, tornam-se, em várias ocorrências, erradas do ponto de vista da convenção. Porém, a perspectiva lingüística oferece pistas para responder quais bases fundamentam essas hipóteses.

Os estudos de Alvarenga *et al.*, na busca do entendimento da natureza dos "erros", contribuíram para entender melhor como o aprendiz de escrita constrói hipóteses sobre a relação unidade de fala/unidade de escrita.

Valendo-se de textos espontâneos, Abaurre, Silva e Carvalho desenvolveram estudos que fornecem explicações de ordem lingüística para justificativa dos "erros" de segmentação na escrita. Esses estudos revelam que a definição dos espaços em branco marcados pelo aprendiz ora são feitos com base na percepção de unidades da língua oral, ora a própria escrita serve como referencial. Salientam, ainda, que os aprendizes podem apresentar simultaneamente hipóteses conflitantes para o estabelecimento das fronteiras entre as palavras. Enquanto Abaurre e Silva interpretam tais instabilidades como manifestação da elaboração e reelaboração do sujeito sobre a linguagem, Carvalho as atribui a um reflexo do próprio sistema que comporta diferentes critérios para definição da segmentação das palavras na língua portuguesa.

A concepção de linguagem que se transforma em pano de fundo para este trabalho orientou-nos para buscar nas postulações de Mayrink-Sabinson o papel do "outro", o adulto letrado na constituição da representação escrita da linguagem pela criança. Essa autora esclarece, também, que a construção do conhecimento da escrita não se dá num processo linear, em nenhum dos níveis lingüísticos. Assim, na avaliação do progresso de um aprendiz, deve-se levar em conta que as instabilidades fazem parte do processo. Podemos inferir, portanto, que na avaliação do progresso do aprendiz o que deve ser considerado são os diferentes momentos da sua produção, sem compará-lo a modelos preestabelecidos pelo avaliador.

Em Abaurre encontramos explicação para os dados singulares, manifestados na produção dos aprendizes de escrita. Segundo sua perspectiva teórica, as manifestações singulares na representação escrita da linguagem são marcas do sujeito da e na linguagem e da sua relação com ela. De acordo com as conclusões de suas pesquisas, tais dados são indícios de que existem diferenças entre os sujeitos no modo de aprender a escrita e essas diferenças individuais resultam da história, também singular, que cada sujeito vivencia com a linguagem e com seus interlocutores.

Ainda quanto à avaliação da escrita da criança, Smolka salienta que o que precisa ser levado em conta são as circunstâncias em que o evento lingüístico foi produzido para, assim, ser possível compreender melhor o tipo de relação que a criança vem desenvolvendo com a linguagem. Também, para a autora, o "outro" é elemento-chave no processo de elaboração do conhecimento lingüístico, uma vez que a seu modo de ver o domínio da modalidade escrita de linguagem só se efetiva com a prática dialógica. Assim, são as situações de uso da escrita que possibilitam a apreensão da sua convencionalidade.

Este trabalho se difere dos mencionados pelo fato de termos analisado o progresso de crianças apontadas pela escola como "problemas" para aquisição de leitura e escrita, enquanto aqueles (exceto Mayrink-Sabinson) tomaram dados de crianças consideradas aptas para desenvolver o processo. O que encontramos, porém, foram hipóteses lingüísticas da mesma natureza que as apontadas nos estudos realizados pelos autores citados.

Assim, as manifestações de comportamento idiossincráticos serão interpretadas como expressões de diferenças individuais, como indicadores de que cada aprendiz segue uma rota própria porque seu sistema psíquico tem caráter único, é dinâmico, ativo.

A seguir, serão apresentados os dados de um aprendiz de escrita considerado pela escola um "caso problema de alfabetização" porque não apresentava os resultados esperados pela escola com o método empregado. A.A., o sujeito da pesquisa, é do sexo masculino, tinha sete anos na época e cursava a 1ª série do Ensino Fundamental.

Nosso propósito é chamar a atenção para o fato de que o caminho que vem sendo percorrido por ele denota manifestações de formas variáveis de hipóteses, nos diferentes níveis lingüísticos, e que esse comportamento, caracterizado por idas e vindas, não é sintoma de déficit ou desatenção, mas reflexo de que, por trás das hipóteses reveladas na tentativa de representar a linguagem, existe uma criança atuante e capaz demonstrando sua participação ativa nesse processo.

De acordo com os pressupostos teóricos que nortearam a pesquisa, nossa unidade de análise nos *corpora* foi o processo de aquisição do aprendiz, considerando que os "erros" tanto indiciam as representações lingüísticas subjacentes com as quais a criança está operando como a utilização de critérios idiossincráticos para dada situação.

Cumpre esclarecermos que o *corpus* foi formado segundo um estudo longitudinal ao longo de 13 meses. Nesse período, em encontros com intervalos quinzenais, foram realizadas atividades que visavam à avaliação dos usos e das funções da escrita para a criança, da identificação das letras do alfabeto, do engendramento das letras para formar sílabas e palavras, da direção da escrita, do que pode e não pode ser lido, dos tipos de letras que a criança conhecia, do nível de compreensão das leituras ouvidas ou lidas. Em praticamente todas as sessões foram feitas leituras de histórias infantis e, em seguida, solicitávamos a produção de alguma escrita espontânea relacionada ao texto: a idéia principal da história, uma apreciação crítica do livro, um desenho acompanhado de um texto relativo ao fato representado, além de outras atividades.

Dentre as atividades realizadas, selecionamos alguns dados representativos do desenvolvimento do processo de escrita de A.A. para serem alvo de análise lingüística nos aspectos formais da escrita e nos relativos à elaboração do texto.

No que se refere aos aspectos formais e de convenção da escrita, foram as seguintes as categorias de análise: disposição gráfica do texto e separação silábica, emprego de maiúsculas e minúsculas, pontuação, convenção ortográfica e segmentação da escrita.

Quanto aos aspectos referentes à elaboração do texto, observamos a seqüência lógica, a clareza, a coesão e a coerência.

Na análise dos dados foram considerados isoladamente em cada produção escrita os aspectos relativos à elaboração textual (coesão, coerência e argumentação), bem como à convenção ortográfica e à segmentação, por serem esses aspectos os mais marcantes na escrita. Os demais itens (pontuação, emprego de maiúsculas e minúsculas e disposição gráfica) foram tratados em conjunto, no final da apresentação dos dados.

Análise da produção escrita de A.A.

Dado 1 (29/4/95)
Atividade: registro do trabalho realizado no encontro.

No primeiro encontro que tivemos com A.A. levamos livros da série *Ratinhos*, de Monique Félix, e um alfabeto móvel. Com esse material, foi possível verificar que ele ainda não lia, pois não conseguia nem identificar todo o alfabeto. Depois de termos desenvolvido atividades com esse material, solicitamos a ele que registrasse o ocorrido naquela tarde, para entregar o texto à coordenadora da escola.

Sua produção foi a seguinte:

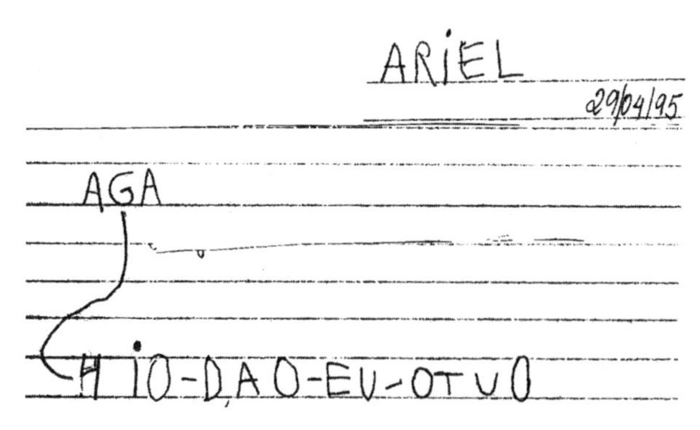

Transcrição:
(A) Ângela (trouxe)
4 livros de rato eu gostei muito

Analisando a produção, é possível perceber que A.A. tentou representar sílabas usando apenas a vogal, na maioria das vezes. Das 13 sílabas representadas, em apenas três as consoantes são empregadas. Exceto no monossílabo *eu*, em nenhuma delas utilizou duas letras para representar sílabas.

Os determinantes que precediam o nome e o verbo (*trazer*) não foram representados por A.A., que escrevia de forma "telegráfica", pois selecionava o que considerava fundamental e deixava a cargo do leitor o preenchimento dos elementos lingüísticos que faltavam.

Dado 2 (14/6/95)
Atividade: criação de histórias sobre tema lido.

Nesse encontro, o quarto que se efetivava, levamos um pequeno texto de informação sobre bruxas e o lemos para A.A. Em seguida, discutimos sobre a existência ou não de bruxas e de poções mágicas. Então, solicitamos a ele que imaginasse uma história de bruxa e a representasse por meio do desenho e da escrita, resultando o seguinte:

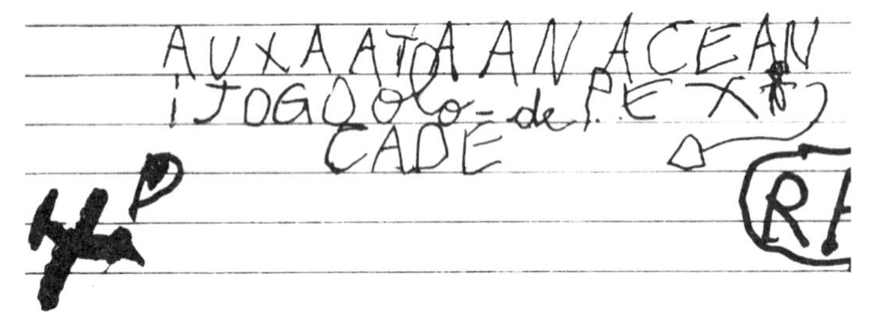

Transcrição:
A bruxa estava
na caverna
e jogou óleo de peixe
(no) caldeirão

Nessa produção, A.A. demonstrou já estar estruturando uma representação de texto, pois registrou praticamente a totalidade das palavras (exceto a preposição *no*), demonstrando que compreendeu a necessidade de a escrita conter todos os elementos do enunciado para assegurar clareza ao leitor. Isso ficou evidente com o fato de A.A., no momento de usar a preposição *de* no sintagma *óleo de peixe,* perguntar se era preciso escrevê-la e como deveria ser escrita. Depois da explicação, colocou hífen justificando que por ser o *de* outra palavra não poderia ficar junto com *óleo*.

A.A. ainda não fazia uso adequado da folha de papel nem escrevia ortograficamente; entretanto, na representação das palavras já vinha buscando uma aproximação com a escrita convencional. Em relação ao texto anterior, revelava um significativo progresso. Seu texto demonstrava que ele estava numa fase de construção da escrita norteada, predominantemente, pela oralidade, mas já observando a existência de certas características do sistema de escrita, como é o caso da percepção da necessidade de segmentar porções do enunciado.

Em relação à estrutura silábica, ele não tomou como padrão a forma canônica CV, como seria de esperar; pelo contrário, fez a inversão das letras em algumas das sílabas cuja estrutura é CV, conforme se observa em *ata* (tava), *an* (na) e *acean* (caverna). Entretanto, representa-as devidamente em *pexe* (peixe), *jogo* (jogou) e *cade* (caldeirão).

Por não ter dominado o sistema de escrita, A.A. ainda faz supressão de letras, sílabas e palavras. Há momentos em que só utiliza a vogal para representar a sílaba, como foi o caso da omissão de *v* em *ata* (tava) e em *acean* (caverna). Em *cade* (caldeirão) omitiu a trava de sílaba, a segunda vogal do ditongo e a sílaba final da palavra.

Essa instabilidade é indício de que a criança está construindo e reconstruindo a linguagem no momento em que tenta transpô-la para a forma de representação escrita.

Dado 3 (14/8/95)
Atividade: recriação de história ouvida

nome: ARIEL data: 14-08-95

UM DIA O MENINO O MENINO
O MENINO DE JAPEU VERDE TAVA
BRICANDO COO AMIGO E A PARESEU O
LOBO E COMEU O MENINO E OU CASADOR
E MATOU O LOBO E ABRIU ABARIGA . O LOBO
E TIRO O MENINO E O MENINO DISA
PRO CSADOR MUTO O TRGADO E SAIU PORAI
DIVEDO OBA OBA OBA

Transcrição:

Um dia o menino de chapéu verde estava brincando com o amigo e apareceu o lobo e comeu o menino e (apareceu?) o caçador e matou o lobo e abriu a barriga do lobo e tirou o menino e o menino disse pro caçador "muito obrigado" e saiu por aí dizendo "oba, oba, oba"

O texto é claro (com uma inferência dos sinais de pontuação) e coerente, porém ainda marcado pela oralidade. Observe-se que as "costuras" entre as partes do texto são realizadas unicamente com o conector *e*, recurso típico da oralidade. Não há emprego de pronomes anafóricos, o que gera uma repetição exagerada dos mesmos itens.

Na narrativa há a intertextualidade, ou seja, A.A. incorporou o discurso do outro, ampliando o seu dizer. É a polifonia de vozes emergindo no momento da enunciação.

No que se refere à convenção ortográfica há uma longa caminhada a ser percorrida por A.A. Ele descobriu há pouco tempo a relação unidade sonora/letra e por desconhecer a convenção das representações arbitrárias supõe, ainda, que se trata de uma relação regular, o que gera um número considerável de "erros" na sua escrita. São decorrentes da hipótese da regularidade entre unidade sonora/letra as seguintes formas que aparecem no texto: *a pareseu* (apareceu), *casador* (caçador) e *bariga* (barriga).

Uma vez que em *brincando* observamos a representação correta do encontro consonantal, a troca de *b* por *t* em *o trgado* (obrigado) reflete a instabilidade característica do processo; a omissão do *i* deve ter ocorrido pela não-familiaridade com a estrutura silábica CCVC.

Ao escrever *co* (com), houve a supressão do *m* porque em [koa'migo] ele não foi pronunciado.

Por possuírem o mesmo modo de articulação, as fricativas causam freqüentes confusões entre os aprendizes de escrita, e foi essa mesma questão que determinou *japéu* em vez de *chapéu*.

A.A. deixa entrever, nesse texto, sua preocupação quanto à segmentação das palavras, pois na primeira frase escreveu *omenino*, em seguida riscou e escreveu novamente o sintagma, marcando a fronteira entre o determinante e o nome. Apesar disso, ainda ocorrem no seu texto três casos de segmentação a menos (*cooamigo*, *abariga* e *porai*) e dois de segmentação a mais (*a pareceu* e *o trgado*). As duas hipersegmentações podem dever-se à hipercorreção, pois A.A. deve ter inferido as unidades *a* e *o* pela observação de situações em que elas aparecem isoladas na escrita. Em contrapartida, note-se que duas das formas hipossegmentadas são exatamente as unidades *o* e *a* que foram justapostas ao item lexical seguinte.

Portanto, no mesmo texto, A.A. emprega critérios aparentemente conflitantes para o estabelecimento de fronteiras entre as palavras. Mas isso não deve causar estranheza, pois os aprendizes propõem soluções diferentes para o mesmo problema de segmentação, no mesmo texto ou em textos diferentes, revelando sua atuação sobre a linguagem para chegar ao domínio da convenção.

Dado 4 (18/9/95)
Atividade: produção de narrativa à vista de gravuras em seqüência.

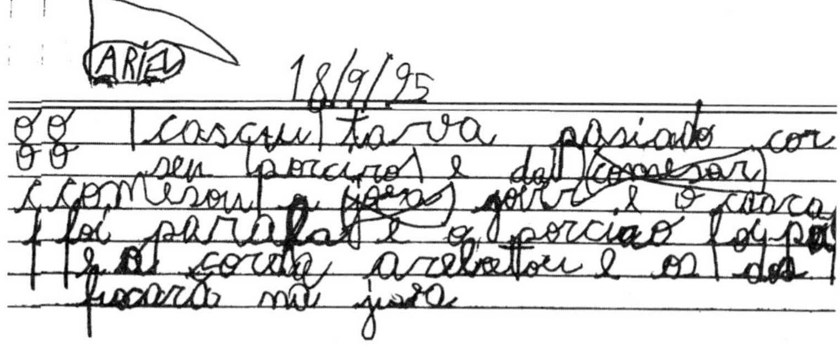

Transcrição:
o cascão estava passeando com o seu porquinho e daí começou
a chover e o cascão foi para lá e o porquinho foi para lá
e a corda arrebentou e os dois ficaram na chuva

O texto apresenta características próprias da oralidade: o uso reiterado do *e* e do *daí* como elementos coesivos, a forma coloquial do verbo *estar* e a expressão *pra lá.*

A interpretação dada por A.A. à seqüência dos quadrinhos resultou em texto claro e coerente, apesar de as hipóteses de representação da escrita apresentarem desvios da norma.

No que se refere à ortografia, podemos observar que A.A. se vale do conhecimento que tem da modalidade oral a fim de propor soluções para a representação de certas palavras. Incluímos nesse caso as ocorrências do *u* em *cascau* (Cascão) e do *i* em *pasiado* (passeando). Quanto à não-representação da nasalidade da vogal no final da segunda sílaba, dessa última palavra, podemos justificar com base nas observações de Abaurre que essa exigência ortográfica é um dos aspectos da escrita que levam mais tempo para o aprendiz dominar. A marcação da qualidade nasal da vogal não parece ser relevante para os aprendizes, independentemente da região do país ou da condição socioeconômica a que pertença. Note-se que em *pasiado* (passeando), assim como também em *fiocaro* (ficaram), ele omite o *n* e o *m*, talvez pelo fato de não os perceber na pronúncia.

Embora A.A. não faça confusão na pronúncia entre as fricativas sonora e surda, na representação dessas consoantes ele comete o equívoco, o que explica as grafias não-convencionais em *jover* (chover) e *juva* (chuva).

O som /**s**/, pelas várias possibilidades de representação (s, sc, sç, ss, ç, c, xc, x), torna-se um dos mais significativos problemas para atender à norma. Por não ter memorizada a forma global *começou*, A.A. escolheu inadequadamente a letra **s** para representar /**s**/.

No texto, *parala* foi o único caso de segmentação indevida, provavelmente porque para ele as preposições ainda constituem partículas não autônomas em nível representacional.

Dado 5 (22/9/95)
Atividade: resposta a uma questão formulada.

Seis meses depois de começarmos a trabalhar uma hora, quinzenalmente, com A.A., ele já mostra ter aprendido a ler e manifesta um interesse muito grande por materiais escritos. No encontro desse dia, quando entrou na sala em que íamos trabalhar, notou a presença de um gibi sobre a mesa e, imediatamente, quis pegá-lo para ler. Então, a atividade prevista para o encontro foi alterada para dar lugar à leitura de uma história do Cebolinha. Primeiro, ele realizou a leitura silenciosa e, em seguida, em voz alta, por nossa solicitação. Percebeu, então, que as palavras negritadas eram pronunciadas incorretamente pelo personagem. Diante dessa observação, ele foi desafiado por nós a descobrir qual era o problema na linguagem do personagem. Para tanto, ele copiava a palavra do gibi e procurava o erro. Ao copiar a quarta palavra chegou à conclusão de que o "Cebolinha fala /**l**/ no lugar de /**r**/" (sic). Com isso, iniciou-se uma brincadeira imitando esse modo de falar: elaborávamos uma frase para que A.A. a repetisse, fazendo a troca entre os dois sons em questão. Convém frisarmos que o menino não apresentou nenhuma dificuldade para essa atividade.

Em seguida, registrou no caderno sua opinião sobre o modo de falar daquele personagem, produzindo o dado abaixo:

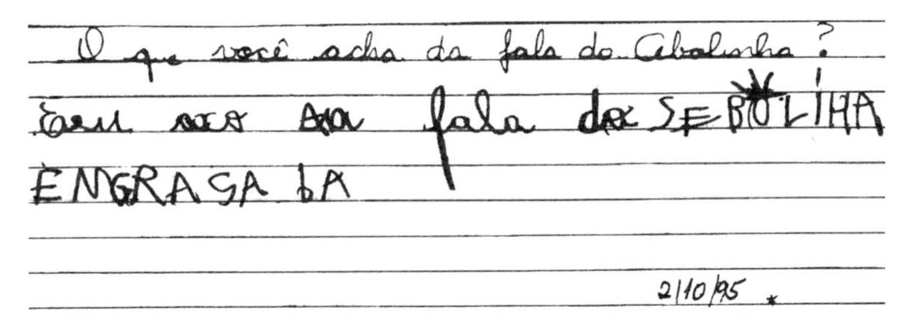

Transcrição:
Eu acho a fala do Cebolinha engraçada

A.A mistura letra cursiva e de fôrma na frase. Em *Eeu axo a fala do* utiliza minúsculas e *em SEBOLIHA EMGRASADA* usa caixa-alta. Provavelmente, por ter usado inicial maiúscula no nome próprio *SEBOLIHA* (Cebolinha), continuou a empregá-las no restante da frase, porque havia pouco tempo vinha utilizando letra cursiva.

Observe-se que o emprego de inicial maiúscula ainda está em fase de sistematização, haja vista que na palavra que inicia a sentença estão lado a lado a maiúscula e sua correspondente minúscula. Além disso, há o sinal de refacção no artigo *a*.

Os dígrafos ainda são uma questão problemática para A.A., visto que empregou apenas o *h* para representação do *nh*. Porém, para convencer-se da necessidade de duas letras para representar um único som precisa superar a crença de que para um som corresponde uma letra. E será a interação com o objeto escrita e a intervenção do adulto letrado que permitirão ao aprendiz apropriar-se das convenções ortográficas do sistema de escrita e conscientizar-se dos demais padrões silábicos do português, além de CV.

Dado 6 (25/10/95)
Atividade: reprodução da história lida.

No encontro desse dia, levamos alguns livrinhos de literatura infantil para que A.A. escolhesse um para leitura. Provavelmente pela aparência do objeto livro – muito colorido e papel de boa qualidade – o escolhido foi *Pintinho pelado*, de Cristina Luna. Depois da leitura silenciosa, solicitamos a ele que reproduzisse a história:

Transcrição:
o pintinho pelado
A galinha fez força para botar um ovo
O ovo se quebrou e nasceu o pintinho sem pena no
pescoço e as galinhas riram dele e ele pôs uma manta

No relato de A.A. não aparece o desfecho da história. Embora o final tenha sido omitido, o texto não ficou com a significação comprometida, pois os fatos narrados são relevantes e mantêm relação entre si.

Quanto ao emprego dos recursos coesivos, A.A. fez uso da conjunção *e* e dos pronomes *ele* e *dele.*

Em relação à ortografia, houve um progresso significativo comparado ao dado anterior (coletado cerca de 30 dias antes), pois nesse texto A.A. indicou a qualidade nasal das vogais: usou *m* e *n* para indicar os sons nasalizados em *sem* e *manta* e til em *rirão* (riram). A sua interação com o objeto escrita nesse período foi, certamente, o fator de maior relevância. Mas também podemos inferir que a leitura feita momentos antes da escritura do texto contribuiu para sua conscientização da necessidade desses recursos gráficos.

O dígrafo é empregado por A.A. em *galinha* mas não em *pintio* (pintinho). A sua omissão na segunda palavra pode ser justificada pela observação feita por Cagliari (1991, p. 140) de que /ɲ/ nh, intervocálico seguindo-se à vogal *i*, não ocorre em algumas variedades da nossa língua e a nasalização fica apenas na vogal. É possível que A.A. não perceba o som /ɲ/ em *pintinho,* por isso não o represente.

As formas *fes*, *forsa*, *naseu* e *pescoso* devem-se à hipótese de A.A. de que há uma relação biunívoca entre grafema e fonema e, portanto, para representar /s/ usa-se *s*.

A inserção de *i* em *pôs* deve-se à influência da própria fala, pelo dialeto usado.

Não há problemas de segmentação indevida no texto. É provável que A.A. já tenha percebido a diferença entre palavra fonológica e morfológica e fixado esta última como parâmetro para estabelecer fronteiras na escrita. Esse conceito, provavelmente, foi elaborado mediante o próprio contato com a modalidade escrita.

Dado 7 (17/5/96)
Atividade: criação de história mediante gravuras em seqüência.

Para a produção do próximo texto, apresentamos a A.A. um conjunto de sete quadrinhos criados por Eva Furnari para que ele os ordenasse de modo que compusesse uma história. A forma como A.A. ordenou coincidiu com a seqüência desenhada pela autora.

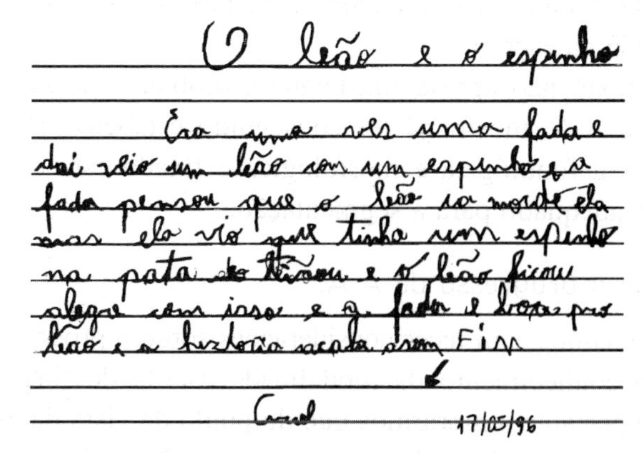
O leão e o espinho
Era uma vez uma fada e
daí vio um leão com um espinho e a
fada pensou que o leão ia morder ela
mas ela vio que tinha um espinho
na pata e tirou e o leão ficou
alegre com isso e a fada é boa pro
leão e a história acaba assim Fim
17/05/96

Transcrição:

O leão e o espinho

Era uma vez uma fada e daí veio um leão com um espinho e a fada pensou que o leão ia morder ela mas ela viu que tinha um espinho na pata e tirou e o leão ficou alegre com isso e a fada é boa para o leão e a história acaba assim

A história começa e acaba com chavões largamente utilizados nas escritas escolares revelando que A.A. já internalizou esses "modelos". O texto escrito apresentou, além de coerência em relação à seqüência dos quadrinhos que a própria criança ordenou, coesão entre as partes, embora a progressão temporal tenha sido efetivada apenas com os conectores *e*/*e daí*.

Observando a questão da convenção ortográfica, percebemos que A.A. ainda não está conscientizado da necessidade dos acentos gráficos, por isso os omite em *dai*, *e* (verbo ser) e *historia*. À medida que for interagindo com textos, vai gradativamente apreendendo a forma gráfica convencional das palavras, pois esse é um caminho longo cujo percurso vai além das séries iniciais.

O uso de *s* para representar *asim* e *ves* decorre da hipótese que A.A. elaborou sobre a representação de /**s**/. Certamente, essa hipótese passará por reelaborações.

A forma *vio* é uma manifestação de hipercorreção, sugerindo que A.A. já percebeu que certas palavras são pronunciadas com /**w**/, mas escritas com *o*. O *r* final de *morder* foi suprimido porque não há na sua fala o som correspondente, portanto, trata-se de uma marca da oralidade na escrita.

Esse texto não apresentou nenhum problema de segmentação; parece que A.A. mostra já ter conseguido estabelecer a diferença entre palavra fonológica e morfológica e fixado esta última como parâmetro adequado para a segmentação.

Avaliando o progresso de A.A.

Interessa-nos aqui tecer considerações sobre o processo de construção do conhecimento da modalidade escrita de linguagem por A.A. É importante lembrarmos que do ponto de vista da escola esse aluno apresentava dificuldade para a aquisição de leitura e escrita. Porém, se compararmos os primeiros com os últimos dados dessa criança, constataremos um progresso considerável no decorrer de um ano.

No início de maio de 1995, A.A. conhecia o alfabeto parcialmente, não conseguia ler e a hipótese que fazia a respeito da representação escrita era a de que os sons podem ser representados por letras. Entretanto, usava apenas uma delas (ora a vogal, ora a consoante) na representação da sílaba.

No mês seguinte, seu texto já evidenciava o que foi apontado por Abaurre, ou seja, que logo no início do processo de aquisição da escrita os aprendizes começam a incorporar a sua convencionalidade. No dado 2 já há marcas reveladoras de que A.A. estava começando a incorporar os critérios que convencionam o modo de segmentar a escrita. Nesse mesmo dado também constatamos o conflito de A.A. na representação das sílabas, por vezes fazendo a representação correta da estrutura CV, outras vezes invertendo-a ou suprimindo uma das letras. Essa instabilidade foi postulada por Abaurre (1991) e Mayrink-Sabinson (1993), que a justificam como indício de que a criança constrói e reconstrói a linguagem no momento da sua transposição para a forma escrita, portanto não é sintoma de déficit ou desatenção. Ao contrário, revela a atividade da criança na e sobre a linguagem.

Em meados de julho, por meio da interação com o adulto letrado e com o objeto lingüístico, a hipótese de A.A. em relação à representação do oral já havia sido reelaborada e ele dominava a forma canônica da estrutura silábica do português, dando um salto qualitativo em relação ao entendimento do funcionamento do sistema de escrita. Conseguia ler silenciosamente, compreendendo o texto.

Depois de ter feito a descoberta básica do funcionamento da escrita, isto é, de que os segmentos gráficos representam segmentos sonoros, A.A. foi logo percebendo a arbitrariedade na correspondência som/ letra e buscando aproximar sua escrita da convenção que a caracteriza. Nesse momento, também passou a utilizar a folha de papel adequadamente, fazendo uso das linhas de acordo com a forma convencional. Em menos de quatro meses do nosso primeiro encontro, no qual esse aluno ainda não conhecia todo o alfabeto, chegou à produção de narrativas nas quais emergiram seu discurso e o discurso do "outro" que, incorporado, ampliou seu dizer.

Ao longo de seis meses, já havia elaborado uma representação de texto demonstrando sua competência para assumir o papel de autor de narrativas e revelando um interesse bastante grande na leitura de histórias.

Nos últimos dados coletados, aproximadamente um ano após a coleta do primeiro, A.A. mostra um significativo progresso no aspecto formal, pois além de não apresentar problemas de segmentação os problemas de ortografia são ocorrências de palavras que exigem memorização de sua forma global, por nelas não haver correspondência unidade sonora/unidade gráfica. O mais importante, porém, é que A.A. continuou dizendo a sua palavra, isto é, usando também a modalidade escrita de linguagem para estabelecer uma interlocução com o leitor.

É inegável que para esse aprendiz chegar ao domínio efetivo da escrita há um longo caminho ainda a ser percorrido. Tome-se, por exemplo, a questão da pontuação. O conhecimento sobre esses sinais estava em fase inicial de elaboração quando coletamos os últimos dados, visto que neles esse recurso começara a ser empregado.

Quanto à disposição gráfica do texto, A.A. já se aproximou do convencional. As iniciais maiúsculas também passaram a ser usadas de modo sistemático nas frases iniciais dos textos e em nomes próprios.

Desse modo, é possível inferir que, pela interação com o adulto letrado e com a linguagem em situações reais de uso, suas hipóteses em relação aos aspectos convencionais de língua escrita serão refinadas, gradativamente, em função dos critérios e recursos que lhe são próprios.

Considerações finais

De uma perspectiva lingüística, que entende a relação entre sujeito e linguagem como algo que se constitui e modifica continuamente, decorre a compreensão de que cada sujeito, por sua história singular de interação com a linguagem e com seus interlocutores, manifesta modos singulares de refletir e atuar sobre a linguagem.

Portanto, no percurso que a criança faz para chegar à escrita convencional, na produção de textos, ela pode e deve elaborar e reelaborar hipóteses, nos diferentes níveis lingüísticos. Essas hipóteses, submetidas a uma análise do ponto de vista lingüístico, fornecem pistas para o entendimento das relações que cada aprendiz, em particular, estabelece com a língua escrita.

Assim, com base na análise dos dados, considerados ao longo do tempo, pudemos observar que A.A. vem adquirindo a linguagem escrita de modo ímpar, pelas diferentes formas como cada uma constitui e modifica, sem cessar, sua relação com a linguagem.

Nas fontes teóricas revisadas encontramos explicações para grande parcela das hipóteses elaboradas pelo aprendiz, o que significa que muitas das ocorrências de "erros" puderam ser justificadas por fatores de ordem lingüística. Por outro lado, esses mesmos "erros" foram nos mostrando como A.A. vinha compreendendo a escrita e com essa informação tentávamos suscitar reflexões para permitir a reelaboração das hipóteses que não coincidiam com o ponto de vista da convenção do sistema. Com essa observação, podemos enunciar a convicção de que o adulto letrado exerce papel fundamental no processo de aquisição da escrita.

Para A.A. entender o processo da escrita como alfabético durou, aproximadamente, três meses. Nesse curto período ele passou da compreensão de que uma letra representa uma sílaba (dado 1), a uma escrita que pode ser caracterizada como legível (dado 3). Supomos que esse salto qualitativo tenha decorrido do atendimento individualizado voltado às suas necessidades de progressão.

Por ter-se tornado um leitor ávido, A.A. caminhou rapidamente da concepção de palavra fonológica para a de palavra morfológica. No final do acompanhamento, notamos que ele já se utilizava muito mais de informações próprias do sistema de escrita do que das de língua oral, o que significa um progresso considerável no domínio daquela modalidade de linguagem.

Quanto à segmentação, seu texto eventualmente apresenta problemas, como os casos de hipercorreções por analogia, uma decorrência da heterogeneidade de critérios que coexistem no sistema de escrita, e não de desatenção ou déficit do aprendiz.

No que se refere à convenção ortográfica, A.A. conscientizou-se da assimetria entre os sistemas fonológico e ortográfico e seus textos manifestam instabilidade nas hipóteses para a representação do mesmo som, o que deve ser entendido como sinal de que está apreendendo a convenção.

Feitas essas considerações sobre o aspecto formal e convencional da escrita, resta ainda tecer um comentário final sobre os aspectos de sua elaboração textual. Suas narrativas, apesar de na maioria da vezes apresentarem transposição da modalidade coloquial oral diretamente para a escrita, constituem eventos encadeados, sem omissões ou truncamentos. São claras e coerentes quanto à apresentação de idéias, o que significa que ele elaborou uma representação de texto.

Só por intermédio de uma avaliação processual, isto é, da comparação dos diferentes momentos de aquisição da escrita, podemos perceber que, em sua singularidade, A.A. apresentou progresso expressivo no domínio da língua escrita.

Os dados aqui analisados, resultantes da produção de textos espontâneos – pois é só neles que o aprendiz explicita seu modo de conceber a forma e os usos da escrita –, podem ser vistos como indícios de que a relação sujeito/linguagem se constitui de modo diferenciado, ou seja, os aprendizes de escrita, no curso do processo de sua aquisição, seguem rotas e ritmos próprios, por sua singularidade na relação com a linguagem e com seus interlocutores.

Que este estudo possa ter contribuído com o trabalho de todos os profissionais – psicopedagogos, psicólogos, pedagogos, professores – que lidam com casos considerados "problemas" de aquisição de linguagem escrita em dois aspectos. Primeiro, no sentido de apontar que a interpretação dos "erros" pelo viés lingüístico fornece pistas para perceber a relação que cada aprendiz vem estabelecendo com a modalidade escrita de linguagem e, em segundo, para evidenciar que a intervenção do adulto letrado é fator de suma importância para que o aprendiz constitua sua relação com a linguagem escrita.

Referências bibliográficas

ABAURRE, M. B. M. O que revelam os textos espontâneos sobre a representação que faz a criança do objeto escrito? In: KATO, M. (org.). *A concepção da escrita pela criança*. Campinas: Pontes, 1988, pp. 135-42.

________. A relevância dos critérios prosódicos e semânticos na elaboração de hipóteses sobre segmentação na escrita inicial. *Boletim da ABRALIN*, Campinas, 11, pp. 203-17, 1991.

________. Os estudos lingüísticos e a aquisição da escrita.1992. In: *Anais do II Encontro Nacional sobre Aquisição da Linguagem*. Porto Alegre: PUC-RS, 1992.

________. Indícios das primeiras operações de reelaboração dos textos infantis. In: Estudos Lingüísticos. *XXIII Anais de Seminário do GEL*. São Paulo, 1994, pp. 367-72.

________; FIAD, R. S.; MAYRINK-SABINSON, M. L. T. *Cenas de aquisição da escrita: o sujeito e o trabalho com o texto*. Campinas: Associação de Leitura do Brasil (ALB): Mercado de Letras, 1997.

ALVARENGA, D. *et al.* Da forma sonora da fala à forma gráfica da escrita. *Cadernos de Estudos Lingüísticos*, Campinas, 16, pp. 5-30, jan./jun. 1989.

BAKHTIN, M. M.; VOLOSHINOV, V. N. *Marxismo e filosofia da linguagem: problemas fundamentais do método sociológico na ciência da linguagem*. 4ª ed. São Paulo: Hucitec, 1988.

CAGLIARI, L. C. *Alfabetização e lingüística*. São Paulo: Scipione, 1991.

________. *Alfabetizando sem o bá-bé-bi-bó-bu*. São Paulo: Scipione, 1998.

CARVALHO, G. T. *O processo de segmentação da escrita*. Belo Horizonte, 1994. Dissertação de Mestrado em Lingüística – Faculdade de Letras, UFMG.

LURIA, A. R. O desenvolvimento da escrita na criança. In: VYGOTSKY, A. R.; LURIA, A. R.; LEONTIEV, A. N. *Linguagem, desenvolvimento e aprendizagem*. São Paulo: Ícone, 1988, pp.143-89.

MAYRINK-SABINSON, M. L. T. *Os papéis da interação e do sujeito interlocutor adulto na constituição da escrita como objeto de atenção da criança*. Trabalho apresentado no II Congresso Brasileiro de Lingüística Aplicada, Campinas, 1989.

________. *Reflexões sobre o processo de aquisição da escrita*. Trabalho apresentado no I Simpósio de Neuropsicologia. Campinas, junho 1990.

________. A produção escrita da criança e sua avaliação. *Caderno de Estudos Lingüísticos*, Campinas, n. 24, pp. 19-33, jan./jul. 1993.

________. Operações de refacção de textos: momentos iniciais. In: Estudos Lingüísticos. *XXIII Anais de Seminários do GEL*. São Paulo, 1994, pp. 352-9.

SILVA, A. da. *Alfabetização: a escrita espontânea*. São Paulo: Contexto, 1991.

SMOLKA, A. L. B. *A criança na fase inicial da escrita: a alfabetização como processo discursivo*. São Paulo: Cortez, 1988.

VYGOTSKY, L. S. *Pensamento e linguagem*. São Paulo: Martins Fontes, 1987.

As autoras

ALEXANDRA PELLANDA é fonoaudióloga graduada pela Universidade Tuiuti do Paraná, mestranda em Distúrbios da Comunicação pela Universidade Tuiuti do Paraná. É fonoaudióloga do Centro Municipal de Atendimento Especializado em Curitiba e professora da Rede Municipal de Ensino de Curitiba. Seu e-mail: alepellanda@zipmail.com.br

ANA CRISTINA GUARINELLO é fonoaudióloga, mestre em educação pela Universidade de Bristol – Inglaterra e doutoranda em Estudos Lingüísticos pela UFPR. É professora do curso de Fonoaudiologia da Universidade Tuiuti do Paraná e do curso de Especialização em Educação Infantil na mesma Universidade. Atualmente, está coordenando o grupo Estratégias Educativas na Deficiência Auditiva. Além disso, tem vários artigos em publicações nacionais e palestras proferidas em Congressos e cursos no Brasil. Seu e-mail: ana.guarinello@utp.br

ANA PAULA BERBERIAN é fonoaudióloga, doutora em História pela PUC-SP, pós-doutoranda pelo Programa de Pós-Graduação em Letras da Universidade Federal do Paraná, docente do curso de Graduação em Fonoaudiologia e do Mestrado em Distúrbios da Comunicação da Universidade Tuiuti do Paraná. Coordena o Núcleo de Trabalho Fonoaudiologia e Linguagem Escrita desde 1999, constituído por pesquisadores dedicados a investigar variados temas referentes à Linguagem Escrita e às suas manifestações atípicas. Publicou o livro *Fonoaudiologia e educação: um encontro histórico* (Plexus Editora, 1995). Seu e-mail: asilva@utp.br

ANA PAULA FADANELLI RAMOS é fonoaudióloga clínica formada pela Universidade Federal de Santa Maria, mestre e doutora em Letras pela Pontifícia Universidade Católica do Rio Grande do Sul e docente da graduação do Curso de Fonoaudiologia da Ulbra e do mestrado em Distúrbios da Comunicação de UTP. Tem publicações em periódicos da área e capítulos de livros sobre aquisição da linguagem oral, sobretudo a fonológica, e distúrbios da linguagem oral na infância, especialmente desvios fonológicos. Seu e-mail: anafara@uol.com.br

ANGELA MARI GUSSO é professora, mestre em Letras pela Universidade Federal do Paraná, docente na Universidade Tuiuti do Paraná e da Pontifícia Universidade Católica do Paraná. É autora do livro didático *Língua portuguesa: rumo ao letramento* (Ed. Base, 2002), para o ensino de língua materna e há bastante tempo vem discutindo o ensino de leitura e escrita com professores do ensino de primeiro e segundo graus. Seu e-mail: lgusso@terra.com.br

BEATRIZ C. A. CAIUBY NOVAES é fonoaudióloga, mestre em ciências – Audiologia pela PUC-SP e doutora em Distúrbios da Comunicação pela Columbia University, EUA. É docente na Faculdade de Fonoaudiologia da PUC-SP, no Programa de Pós-Graduação em Fonoaudiologia da PUC-SP e no Curso de Especialização em Distúrbios da Comunicação – Módulo Audição COGEAE – PUC-SP. É fonoaudióloga da Clínica ECO em São Paulo, onde realiza diagnóstico, indicação de aparelhos de amplificação sonora e terapia fonoaudiológica. Seu e-mail: beatriznovaes@aol.com

BEATRIZ C. A. MENDES é fonoaudióloga, mestre em distúrbios da comunicação pela PUC-SP e doutoranda do Programa de Estudos Pós-Graduados em Lingüística Aplicada e Ensino de Línguas da PUC-SP. É professora das disciplinas de Física Acústica e Métodos Clínico-Terapêuticos em Audiologia da Faculdade de Fonoaudiologia da PUC-SP; fonoaudióloga do Programa de Audiologia Educacional da Derdic/PUC-SP, onde atua como supervisora de estágio opcional para alunos do quarto ano da graduação. Esteve um ano no Programa de Doutorado em Ciências da Fala e Audição da City University of New York, sob a orientação do prof. dr. Arthur Boothroyd. Desde 2000 é editora da revista *Distúrbios da Comunicação* da PUC-SP. É fonoaudióloga da Clínica ECO em São Paulo, onde realiza diagnóstico, indicação de aparelhos de amplificação sonora e terapia fonoaudiológica. Seu e-mail: bia@simple.com.br

CLAY RIENZO BALIEIRO é fonoaudióloga, mestre em Distúrbios da Comunicação pela Pontifícia Universidade Católica de São Paulo e doutora em Distúrbios da Comunicação Humana pela Unifesp; docente da Faculdade de Fonoaudiologia de PUC-SP e fonoaudióloga do Serviço de Audiologia Educacional – Derdic/PUC-SP, onde supervisiona o Curso de Aprimoramento "A Clínica Fonoaudiológica e o Deficiente Auditivo". Faz atendimentos clínicos a bebês, crianças e adolescentes com deficiência de audição. Tem publicações em periódicos da área e capítulos em livros. Seu e-mail: clayrienzo@terra.com.br

GISELLE DE ATHAYDE MASSI é fonoaudióloga, mestre e doutoranda em Lingüística pela Universidade Federal do Paraná. Atualmente, é professora e coordenadora do Curso de Graduação da Universidade Tuiuti do Paraná. Tem diversos artigos em publicações nacionais e alguns livros, entre os quais ressalta-se o mais recente, *Linguagem e paralisia cerebral: um estudo de caso do desenvolvimento da narrativa* (Editora Maio, 2001). Seu e-mail: giselle.massi@utp.br

KYRLIAN BARTIRA BORTOLOZZI é fonoaudióloga, mestranda em Distúrbios da Comunicação Humana pela Universidade Tuiuti do Paraná. Atua como fonoaudióloga clínica e desenvolve pesquisas com o núcleo de trabalho: Fonoaudiologia e linguagem escrita. Seu e-mail: kyrlianb@yahoo.com.br

MARIA CRISTINA DA CUNHA PEREIRA é formada em Letras (português–inglês), com mestrado na PUC-SP e doutorado na Unicamp, ambos em Lingüística. É coordenadora e professora no curso de Pedagogia da PUC-SP; docente, pesquisadora e coordenadora do Cepre – Unicamp; professora no curso de Aprimoramento em Linguagem e Surdez, na Derdic/PUC-SP, no Curso de Fonoaudiologia da Unicamp e no Curso de Especialização em Deficiência Visual e Surdez, do Cepre/Unicamp. É lingüista do Instituto Educacional São Paulo – Iesp, escola para surdos, da Derdic/PUC-SP, e do Cepre/Unicamp. Tem trabalhos publicados em periódicos e capítulos de livros, tanto nacionais como estrangeiros. Seu e-mail: mccphy@uol.com

SOLANGE LEDA GALLO é analista de discurso, mestre em lingüística, fez o doutorado em análise do discurso na Unicamp, tendo defendido, ainda, sua tese no Collège International de Philosophie de Paris, onde estudou durante dois anos sob a orientação de Paul Henry. Atualmente é responsável pela área de Ensino e Pesquisa da Unisul (Universidade do Sul de Santa Catarina), no câmpus da Grande Florianópolis, onde também coordena um Núcleo de Pesquisa sobre Informação (NEIn) e é docente no mestrado em Ciências da Linguagem. Tem um livro publicado – *Discurso da escrita e ensino* – pela Editora da Unicamp, e diversas outras publicações na forma de capítulos de livros, artigos etc. Seu e-mail: sol@unisul.br ou sol@intercorp.com.br

impresso na
press grafic
editora e gráfica ltda.
Rua Barra do Tibagi, 444
Bom Retiro – CEP 01128-000
Tels.: (011) 221-8317 – (011) 221-0140
Fax: (011) 223-9767

dobre aqui

ISR 40-2146/83
UP AC CENTRAL
DR/São Paulo

CARTA RESPOSTA
NÃO É NECESSÁRIO SELAR

O selo será pago por

SUMMUS EDITORIAL

05999-999 São Paulo-SP

dobre aqui

recorte aqui

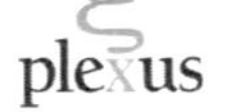

CADASTRO PARA MALA-DIRETA

Recorte ou reproduza esta ficha de cadastro, envie completamente preenchida por correio ou fax, e receba informações atualizadas sobre nossos livros.

Nome:____________ Empresa:____________
Endereço: ☐ Res. ☐ Coml. ____________ Bairro:____________
CEP: ________-______ Cidade: ____________ Estado: ______ Tel.: (   ) ____________
Fax: (   ) ____________ E-mail: ____________ Data de nascimento: ____________
Profissão:____________ Professor? ☐ Sim ☐ Não Disciplina: ____________

1. Você compra livros:

☐ Livrarias ☐ Feiras
☐ Telefone ☐ Correios
☐ Internet ☐ Outros. Especificar:____________

2. Onde você comprou este livro?

____

3. Você busca informações para adquirir livros:

☐ Jornais ☐ Amigos
☐ Revistas ☐ Internet
☐ Professores ☐ Outros. Especificar:____________

4. Áreas de interesse:

☐ Fonoaudiologia ☐ Terapia ocupacional
☐ Educação ☐ Corpo, Movimento, Saúde
☐ Educação Especial ☐ Psicoterapia
☐ Outros. Especificar: ____________

5. Nestas áreas, alguma sugestão para novos títulos?

____

____

6. Gostaria de receber o catálogo da editora? ☐ Sim ☐ Não

cole aqui

Indique um amigo que gostaria de receber a nossa mala-direta

Nome:____________ Empresa:____________
Endereço: ☐ Res. ☐ Coml. ____________ Bairro:____________
CEP: ________-______ Cidade: ____________ Estado: ______ Tel.: (   ) ____________
Fax: (   ) ____________ E-mail: ____________ Data de nascimento: ____________
Profissão:____________ Professor? ☐ Sim ☐ Não Disciplina: ____________

Plexus Editora
Rua Itapicuru, 613 7º andar 05006-000 São Paulo - SP Brasil Tel.: (11) 3862-3530 Fax: (11) 3872-7476
Internet: http://www.plexus.com.br e-mail: plexus@plexus.com.br

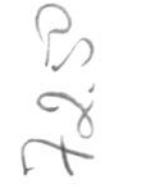